国家职业资格培训鉴定辅导教程

育婴员实训教程

（五级、四级、三级）

兰贯虹　主编

U0202198

海洋出版社

2020年·北京

内 容 简 介

本书依据 2010 年人力资源和社会保障部颁布的《国家职业技能标准——育婴员（2010 年版）》编写，是育婴护理从业人员职业技能鉴定指定的辅导用书。

本书内容： 全书按照育婴员、育婴师、高级育婴师分为 3 个部分，每个部分分为生活照料、保健护理和教育实施 3 个模块，各模块下设有多个实训项目，每个项目又由若干个实训案例组成。所有实训案例都是依据 0~3 岁婴幼儿的特点，并结合不同等级的考核要求而精心筛选与设计。在每一部分的最后，还提供了一份学习评价表，以帮助读者对自己的学习成果进行评估。

本书特色： 1.严格按照最新修订的国家职业技能标准组编。2.全书按育婴员、育婴师、高级育婴师为 3 个等级部分，递进合理，级差明显，结构清晰。3.紧扣国家职业技能标准，重点加强实操能力培养。4.结合大量演示图片，讲解生动细致，呈现最优化的教学效果。5.考虑到实操考证中对沟通有具体要求，本教材特别编写了三个具有代表性的情景模拟训练，以帮助读者提高与服务对象的沟通能力。

适用范围： 适合作为育婴员、育婴师及高级育婴师的职业培训教材。本教材讲解通俗易懂，也可作为育婴护理从业人员、在校学生和家庭成员的自学用书。

图书在版编目（CIP）数据

育婴员实训教程/兰贯虹主编. —北京：海洋出版社，2014.9（2022.10 重印）
ISBN 978-7-5027-8939-8

Ⅰ. ①育…　Ⅱ. ①兰…　Ⅲ. ①婴幼儿—哺育—技术培训—教材　Ⅳ. ①R174

中国版本图书馆 CIP 数据核字（2014）第 192735 号

策划编辑：邹华跃	发 行 部：（010）62100090　62100072（邮购）
责任编辑：张鹤凌	总 编 室：（010）62100034
责任校对：肖新民	网　　址：www.oceanpress.com.cn
责任印制：安 淼	承　　印：鸿博昊天科技有限公司
排　　版：海洋计算机图书输出中心 晓阳	版　　次：2014 年 9 月第 1 版
出版发行：海洋出版社	2022 年 10 月第 8 次印刷
发　　行：北京华鉴资料服务中心	开　　本：787mm×1092mm　1/16
（010）84661203，84661205，	印　　张：14.75
84661206，84661207，84661208	字　　数：300 千字
地　　址：北京市海淀区大慧寺路 8 号（100081）	定　　价：38.00 元

本书如有印、装质量问题可与本社发行部联系调换

《国家职业资格培训鉴定辅导用书——育婴员实训教程》

编 写 委 员 会

指导编写　人力资源和社会保障部职业技能鉴定中心

顾　问　张文范　艾一平　庞大春　杨绥华

审　稿　赵红岗

主　编　兰贯虹

副主编　欧　萍　徐玉英

编委会成员（按姓氏音序排列）

　　　　陈丽娟　黄艳春　李国波　李燕芳

　　　　卢国斌　谢燕钦　徐玉英　杨闽燕

　　　　张梅玉

编委会秘书长　许　远

序言一：让每个儿童都 享有最佳的人生开端

21 世纪是生态文明构建和发展的世纪，今天的婴幼儿将是承担这一任务的主力军。所以，培养教育高素质的优秀人才是全社会义不容辞的责任。

0～3 岁是人一生中身体和大脑发育最迅速的时期，需要在生理、营养、护理、保健、心理及行为培养方面给予科学的指导，而父母的观念和育婴工作人员的素质、专业知识、服务技能将直接决定和影响婴幼儿的身心健康、行为模式、智力发展和未来成就。

育婴员是适应我国社会发展需要应运而生的一种新型职业，其主要任务是进入社区、家庭和早期教育机构，为 0～3 岁的婴幼儿和家长提供科学的指导和服务，具有较好的发展前景和旺盛的生命力。

为了推进国家职业资格制度，进一步提高育婴工作者的素质，加强从业人员的规范化管理，自 2003 年开始，国家人力资源和社会保障部根据社会发展需要和育婴职业特点，组织专家制定了《育婴员国家职业技能标准》（以下简称《标准》），并于 2013 年完成了《国家职业资格培训辅导教程——育婴员》（以下简称《教程》）的修订，使从事育婴职业的人员经过专业培训，掌握科学方法和工作技能，为家长和婴幼儿提供指导和服务，逐步走上职业化的轨道。

在修订版《教程》的基础上，为满足实操认证考核的需求，围绕 0～3 岁婴幼儿在不同阶段的生长发育特点，借鉴和吸纳国内外科学育儿的新观点、新知识、新成果，我们又组织专家编写了《育婴员实训教程》。这本书强调的是掌握《教程》所介绍知识后的实际操作，便于育婴工作者和广大家长学习知识和掌握技能。

本书是专门为从事 0～3 岁婴幼儿照料、护理和教育的人员提供的专业性培训教材，随着社会的发展和实践，还有待于不断总结和加以完善。

　　让我们携手并肩，为培养一支高素质、高水平的育婴工作者队伍而努力奋斗！

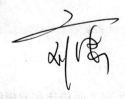

人力资源和社会保障部职业技能鉴定中心　主任

中 国 就 业 培 训 技 术 指 导 中 心　主任

序言二：让每个孩子都能成为有用之才
——写给育婴工作者的话

党的十八大提出了"以德树人"和"让每个孩子都能成为有用之才"的思想，既是对教育人才观、质量关的科学阐释，也丰富了人才培养的深刻内涵，进一步明确了教育要"培养什么人、怎样培养人"的根本使命。当今我国正处于开放的国际环境与多元文化的背景之中，充满了希望和挑战！实现中华民族伟大复兴的梦想，需要成千上万德、智、体、美、劳全面发展的高素质人才！从娃娃抓起，是教育核心价值观的重中之重，并且贯穿于学校教育、家庭教育和社会教育的各个方面。

2012年国家颁布了《国家中长期教育发展纲要》，也提出了要独立发展学前教育的明确任务。0～3岁是婴幼儿成长的巅峰时期，也是人的脑部发育"黄金期"，早期教育的主要任务是促进婴幼儿在健康、情绪与社会性、语言、智力等方面的协调发展。每个家庭都希望自己的孩子聪明、健康，每个父母都肩负着义不容辞的责任。家长是孩子的第一任教师，家庭教育（特别是母亲）对孩子素质的形成和发展起着至关重要的作用。

2003年国家人力资源和社会保障部根据社会发展需要和育婴职业特点，组织专家制定了《育婴员国家职业技能标准》（以下简称《标准》），编写了《国家职业资格培训辅导教程——育婴员》（以下简称《教程》，把育婴员作为一种新型职业，正式列入中国职业大典。要求从事0～3岁婴幼儿照料、护理和教育的人员必须经过系统的专业培训，掌握科学育儿知识和基本技能。目前已经有十余万人接受专业培训并取得国家职业资格等级证书，做到持证上岗，为家长和婴幼儿提供专业指导和服务，建立了比较规范的培训与认证体系。2013年又组织专家对《教程》进行了重新修订。这对于推动和促进 0～3 岁早期教育事业发展具有重要意义，也为妇女再就业提供了新的职业领域和机会。

著名教育家陶行知说："生活即教育、教育即生活"。《教程》以传播现代科学育婴理念为核心，以婴幼儿综合发展提供全方位指导和服务为宗旨，以培养育婴专业人才为目标，内容丰富，专业规范，突出了科学性、实用性和可操作性，体现了教养合一。它将成为家庭教育、妇女就业的好帮手、好参谋、好老师。必将为推进 0～3 岁婴幼儿教育迈向科学化、职业化、规范化、系统化作出积极的贡献。

育婴事业是一个"关注明天、拥抱未来"的伟大事业。各级妇联承担着指导、抚育、培养、教育儿童的重要职责。母亲是孩子的第一任老师，也是发展家庭服务业的主力军，妇联组织将在推动和发展家庭服务业方面发挥举足轻重的作用。

李启民

原国务院妇女儿童工作委员会办公室常务副主任
中国关心下一代工作委员会副秘书长
中国下一代教育基金会学前教育工作者联谊会会长

前　言

为了推动育婴职业培训和职业技能鉴定工作的开展，我们在从事0～3岁婴幼儿生活照料、保健护理、教育实施的从业人员中推行国家职业资格证书制度，人力资源和社会保障部职业技能鉴定中心在完成编写出版《国家职业资格培训教程——育婴员》的基础上，又组织专家编写了《育婴员实训教程》（以下简称《实训教程》）。

《实训教程》紧贴2010版《国家职业技能标准——育婴员》，力求体现"以职业活动为导向，以职业技能为核心"的精神，突出培训特色。

《实训教程》在结构上依据职业等级初级、中级、高级分成三个部分，每个部分分别设有生活照料、保健护理、教育实施三个模块，每个模块下有多个实训项目，每个项目下有多个实训案例，目标层层分解，项目逐个突破。使技能培训系统化、层次化、操作化。

鉴于目前育婴员（师）资格考试对实操部分情景模拟提出较高要求，本教材提供了3个有代表性的情景模拟案例，希望能达到举一反三的作用，帮助读者从中体会，以查找自己的不足。

《实训教程》的每个操作案例，不论是操作材料的准备，还是操作步骤的实施，均配有一一对应的图示，使读者一目了然，直观易懂。在每个模块的结尾，还设有实训指导教师对学员的综合评价表和学员自评评价表，使培训效果落到实处。

本书适用于育婴员、育婴师、高级育婴师的培训，是育婴职业技能鉴定的推荐用书，与《国家职业资格辅导教程——育婴员》一书配合使用，将实现理论与实践的完美结合。

《实训教程》由兰贯虹主编，欧萍、徐玉英副主编，各部分编写分工如下：第一部分由杨闽燕、黄艳春、陈丽娟、谢燕钦、张梅玉、徐玉英、卢国斌和兰贯虹编写；第二部分由李国波、张梅玉、李燕芳、徐玉英、卢国斌和兰贯虹编写；第三部分由李国波、谢燕钦、徐玉英、卢国斌及兰贯虹编写。

在本书的编写过程中，难免有遗漏及不足，敬请见谅。

编　者

2014 年 6 月

目　　录

第一部分　育婴员实训（五级）

实训模块一　生活照料

实训项目编号	实训项目名称	技　能　要　求
实训项目一	婴幼儿喂养	1. 能够指导母乳喂养。 2. 能够使用奶瓶喂养。 3. 能掌握溢奶的预防和处理。 4. 能掌握辅食添加的原则与制作
实训项目二	照料婴幼儿盥洗	1. 能够给婴儿沐浴。 2. 能够为婴儿清洁眼睛。 3. 能够为婴儿清除鼻屎。 4. 能够为婴儿清除耳屎。 5. 能够为婴儿修剪指甲。 6. 能够为婴儿清洁口腔。 7. 能够为婴儿进行臀部的护理
实训项目三	照料婴幼儿出行	1. 能根据季节选择衣物。 2. 能够穿脱不同类型的衣裤。 3. 学会使用背带。 4. 学会使用安全座椅
实训项目四	环境与物品的清洁	1. 有自由活动、自由发挥、自由探索的生活空间。 2. 室内维持整洁、无尘、空气新鲜。 3. 室温维持在 22～24℃，相对湿度 55%～65%

实训项目一　婴幼儿喂养

实训案例1——母乳喂养

❖ 学习目标

序　号	技能点分解	技　能　要　求
1	指导婴儿母亲做好哺乳前的准备	1. 哺乳前应洗净双手。 2. 按摩乳房。

（续）

序　号	技能点分解	技　能　要　求
1	指导婴儿母亲做好哺乳前的准备	3. 哺乳者取舒适的体位。 4. 正确的抱孩子的姿势：孩子的头和身体呈一条直线，孩子的脸对着乳房，鼻子对着乳头，母亲抱着孩子贴近自己
2	帮助婴儿母亲摆好母乳喂养的姿势	1. 交叉环抱式。 2. 橄榄球式。 3. 摇篮式。 4. 侧卧式
3	指导母乳喂养的方法	1. 母亲用"C"字形手法托起乳房。 2. 婴儿下颌贴到乳房，张大嘴，婴儿下唇向外翻，婴儿面颊鼓起，婴儿嘴上方的乳晕比下方的多。 3. 早接触、早开奶、按需喂养。 4. 帮助正确的喂养姿势

❖ **操作重点**

母乳喂养的姿势。

❖ **操作难点**

如何正确引导婴儿含接乳头和有效吸吮。

❖ **操作要领**

母乳喂养的四个正确姿势。

1. 交叉环抱式喂养

（1）用手掌握住婴儿的头枕部、婴儿面朝哺乳侧乳房，婴儿嘴正对乳头。

（2）手腕放在婴儿两肩胛之间，大拇指和其余四指分别张开贴放在头部两侧的耳后。

（3）同时将右手拇指和其余四指分别张开呈"C"字形贴于右乳房外侧，大拇指放在乳头上方，食指则放在乳晕内下方，让婴儿小嘴与乳头乳晕正确地衔接（图 1.1.1）。

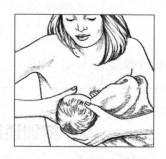

图 1.1.1　交叉环抱式喂养

2. 橄榄球式喂养

（1）将婴儿抱在身体一侧，胳膊肘弯曲，手掌伸开，托住婴儿的头。

（2）婴儿面对乳房，让婴儿的后背靠着妈妈的前臂，同时用下臂托住婴儿的背部，可以在腿上放置一个垫子。

（3）开始喂哺便放松及将身体后倾（图1.1.2）。

3. 摇篮式喂养

摇篮式哺乳是传统的哺乳姿势。

（1）让婴儿的头枕着妈妈的手臂，同侧手指搂住婴儿的腰臀或大腿上部。

（2）婴儿腹部向内方便身体接触。

（3）妈妈可用软垫支撑手臂，手部的肌肉便不会因为抬肩过高而紧绷（图1.1.3）。

4. 侧卧式喂养

（1）妈妈身体侧卧，背后用枕头垫高上身，斜靠躺卧。

（2）把婴儿横倚着妈妈的腹部，让婴儿的脸朝向妈妈，头枕在妈妈的臂弯上。

（3）使婴儿的嘴和妈妈的乳头保持在同一水平线上（图1.1.4）。

5. 乳头含接

婴儿的整个身体面向母亲并靠近母亲；婴儿的脸贴近母亲的乳房；婴儿的下巴触及乳房；婴儿的嘴张得较大；婴儿的下唇向外伸出；婴儿上唇上面的乳晕较下唇下面的乳晕露得多；母亲能看到婴儿慢而深的吸吮；婴儿在喂养结束时，表情应是放松、快乐和满足；母亲没有感到乳头疼痛；母亲能听到婴儿吞咽的声音（图1.1.5）。

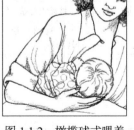
图 1.1.2　橄榄球式喂养

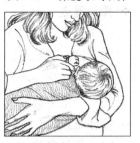
图 1.1.3　摇篮式喂养

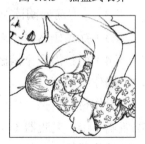
图 1.1.4　侧卧式喂养

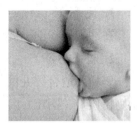
图 1.1.5　乳头含接

实训案例2——选择和冲调配方奶

❖ **学习目标**

序　号	技能点分解	技　能　要　求
1	选择奶粉	1. 查看奶粉包装上的厂名、厂址、生产日期。 2. 查看执行标准、商标。 3. 查看净含量、配料表、营养成分。 4. 看食用方法、适用对象

（续）

序　号	技能点分解	技　能　要　求
2	准备冲调奶粉的器具	1. 选择清洁的奶具。 2. 根据婴儿的年龄挑选不同流量的奶嘴
3	冲调奶粉	1. 水温晾至40～60℃后，根据所要冲调的量倒入消毒完毕的奶瓶中备用 2. 根据婴儿的月龄及产品包装上的喂哺表，用专用量勺取适量奶粉。多出量勺上沿的奶粉要刮去，保证所取奶粉的准确，将正确量取的奶粉加入盛有温开水的奶瓶中。 3. 用专用搅拌棒搅动或者轻轻摇动奶瓶，使奶粉充分溶解

❖ 操作重点

（1）正确选择奶粉。

（2）冲泡奶粉时，一定要先放水，再放奶粉，这样才能保证浓度合宜，让婴儿的肠胃消化功能和肾脏排泄功能得到很好的保护。

（3）严格掌握奶粉与水的比例。

❖ 操作难点

（1）奶具要清洁。

（2）冲泡前要阅读奶粉包装袋上的说明，不要自行增加奶粉或冲泡的水量。

（3）摇晃奶瓶时不要太过用力，不要上下摇晃，以免形成泡沫和气泡。

（4）奶粉需完全溶解。

❖ 操作材料

操作材料包括：奶粉3罐（1千克装）；奶瓶（包括：奶嘴、奶瓶盖）1个；奶瓶刷1个；夹瓶器1个；消毒锅1个；奶勺1个；开水壶1个；凉水壶1个。

❖ 操作要领

1. 洗手

在冲泡奶粉前，要将双手洗干净（图1.1.6）。

2. 检查奶粉

奶粉要适合婴儿的年龄。此外，还要仔细查看有效期，认真阅读冲泡方法及奶粉质量（图1.1.7）。

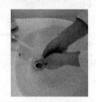

图1.1.6　冲泡奶粉前洗手

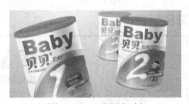

图1.1.7　选择奶粉

3. 准备奶具

准备清洁的奶具（图1.1.8）、开水（图1.1.9）。

4. 开始冲泡

将40℃左右的温开水注入奶瓶中，注入到婴儿需要量的一半就可以了（图1.1.10）。

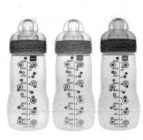
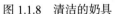

图1.1.8　清洁的奶具

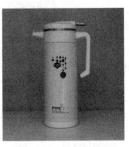

图1.1.9　温开水

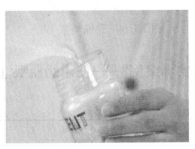

图1.1.10　注入一半容积的温开水

5. 加入奶粉

用奶粉包装附带的量匙，盛满奶粉、刮平（图1.1.11）后，倒入奶瓶中（图1.1.12）。

6. 充分混合

奶粉添加完毕后，左右轻轻地摇晃奶瓶，使奶粉充分溶解（图1.1.13）。

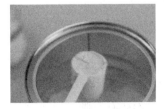

图1.1.11　取一勺奶粉

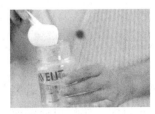

图1.1.12　装入奶瓶中

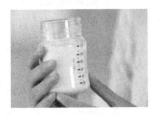

图1.1.13　充分混合

7. 继续加水

然后使用40℃左右的水补足到标准的容量（图1.1.14）。

8. 完全溶解

继续摇晃奶瓶，直到奶粉完全溶解（图1.1.15）。

9. 盖好瓶盖

盖上锁紧环和奶嘴，就可以给婴儿喂奶了（图1.1.16）。

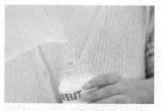　　　　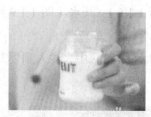　　　　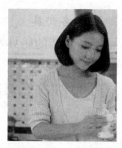

图 1.1.14　装满奶瓶　　　　图 1.1.15　完全溶解　　　　图 1.1.16　盖好瓶盖

实训案例3——使用奶瓶喂哺婴儿

❖ 学习目标

序　号	技能点分解	技　能　要　求
1	正确准备温度适宜的奶液	1. 奶液不宜过热或过冷，一般 37～40℃。 2. 检查好奶嘴的流速，将奶瓶倒置时奶液"啪嗒啪嗒"地均匀滴下即可
2	准备喂奶的工具	1. 备 1 条小毛巾或 1 条小围兜，防止喂奶时弄湿婴儿衣服。 2. 椅子 1 把，喂奶时处于舒适的体位，可以防止疲劳
3	按步骤用奶瓶喂奶	1. 喂奶时婴儿与操作者体位要舒适。 2. 婴儿含住奶嘴，奶嘴里充满奶液，不要有空气

❖ 操作重点

（1）喂奶前要洗手。

（2）奶的温度适宜。

（3）抱孩子要稳，姿势正确。

❖ 操作难点

（1）奶嘴不要进入过深，以免呛着或者噎着婴儿。

（2）将整个奶嘴含入婴儿口内，奶嘴里充满奶液，不要有空隙。

（3）吸奶过程中奶嘴变成扁形，可以轻轻地把奶嘴从婴儿的嘴里拉出让空气进入瓶内，然后再接着喂奶。

❖ 操作材料

操作材料包括：已经冲泡好的奶液 1 瓶；小毛巾 1 条；椅子 1 把。

❖ 操作要领

1. 洗手

在喂奶前洗净双手。

2. 检查奶液的温度

将奶液向手腕内侧的皮肤上滴几滴，检查奶液的温度，温和不烫即可（图1.1.17）。

3. 喂奶前准备

抱着婴儿坐下，在婴儿颈前铺上小毛巾（图1.1.18）。

4. 用奶瓶喂奶

轻轻地触碰婴儿靠近一侧的脸，诱发婴儿的吸吮反射。当婴儿把头转向你的时候，顺势把奶嘴送入嘴内。婴儿会一下吸住奶嘴，与吸吮人的乳头一样吸吮奶液（图1.1.19）。

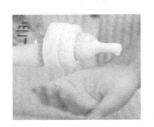 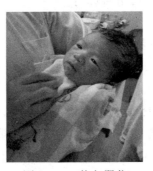 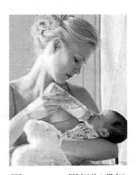

图1.1.17 检查奶液的温度　　图1.1.18 抱起婴儿　　图1.1.19 用奶瓶喂奶

5. 喂奶后防止吐奶

喂完奶后，用小毛巾将婴儿的嘴巴擦拭干净（图1.1.20）；同时，还可以用直立式抱法轻拍婴儿的背部，直到婴儿打出嗝为止（图1.1.21），这样可以防止婴儿吐奶。

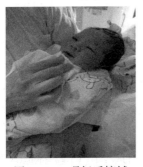 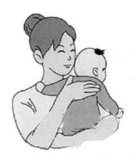

图1.1.20 喂奶后擦拭　　　　图1.1.21 直立式抱法

实训案例4——正确的婴儿拍背法

❖ 学习目标

序　号	技能点分解	技　能　要　求
1	拍背前准备	抱起婴儿，使头、背部竖起，靠着成人肩膀
2	正确拍背方法	将四指和拇指并拢成杯状（对较小婴儿用两到三指并拢）；用适当频率和力量，由下向上、有节奏、有一定力度地进行拍打、震动背部

❖ 操作重点

（1）拍打力度适宜，拍出嗝。

（2）拍打时间大约1～2分钟即可。

❖ 操作难点

婴儿头、背部竖起后要有支撑点。

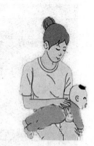

图1.1.22　手势

❖ 操作要领

1. 直立式拍打

抱起婴儿，使婴儿的头部位于妈妈的肩膀上，将四指和拇指并拢成杯状（图 1.1.22）（对较小婴儿可以两到三指并拢），用适当频率和力量，由下向上有节奏、有一定力度地进行拍打、震动背部（图1.1.23）。

2. 端坐式拍打

将婴儿放在膝盖上面，然后用双手分别支撑头部和后背，同时轻轻拍打后背（图1.1.24）。

3. 侧趴式拍打

把婴儿放在大腿上，然后轻轻拍打婴儿的后背（图1.1.25）。

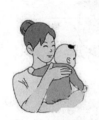 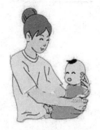 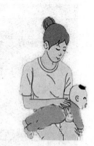

图1.1.23　直立式抱法拍打　　　图1.1.24　端坐式抱法拍打　　　图1.1.25　侧趴式抱法拍打
　　　　　婴儿背部

实训项目二 照料婴幼儿盥洗

实训案例1——眼睛的清洁

❖ 学习目标

序 号	技能点分解	技 能 要 求
1	准备用物	准备 1 杯温开水或淡盐水，无菌棉签或棉球，干净的小毛巾也可以
2	操作前的准备	1. 操作前务必用流动水洗净双手。 2. 消毒棉签或棉球在温开水或淡盐水中浸湿，并将多余水分挤掉（以不往下滴水为宜）。 3. 如果睫毛上粘附较多分泌物时，可用消毒棉球先湿敷一会儿
3	清理眼屎	1. 湿棉球从眼睛内侧向眼睛外侧轻轻擦拭，力气不宜过大。 2. 擦拭一侧后换另一个棉球。 3. 应避免在眼睛四周重复擦拭，以免感染

❖ 操作重点

（1）操作者应洗净双手。

（2）湿棉球从眼睛内侧向眼睛外侧轻轻擦拭。

（3）清洁工具应选用消毒过的纱布或棉球，且使用次数以一次为限。

❖ 操作难点

（1）擦洗两眼的一次性棉球要分开使用，以免交叉感染。

（2）患有严重的结膜炎时，必须用生理食盐水及棉花棒冲洗。

（3）如果因受感染引起眼屎，必须由医师检查，根据医嘱用药。

❖ 操作材料

操作材料包括：消毒棉球或棉签 2 个；淡盐水或温开水 1 杯。

❖ 操作要领

1. 洗手

用流动水洗手。

2. 擦拭眼睛

育婴员将纱布巾（毛巾）拧干，用其中一角包住食指，从婴儿内眼角向外眼角方向擦拭干净（图 1.1.26）。

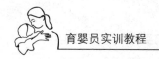
3. 擦拭另一只眼睛

接下来换另一块干净的纱布巾（毛巾）角去擦拭另一只眼睛。这样可以避免同一处纱布巾重复擦拭两边的眼睛，发生感染；尤其在眼睛已经出现感染时，更要留意（图 1.1.27）。

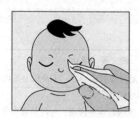

图 1.1.26　擦拭内眼角

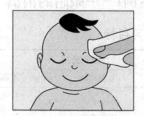

图 1.1.27　擦拭外眼角

实训案例2——清除鼻屎的技巧

❖ **学习目标**

序　号	技能点分解	技　能　要　求
1	准备物品	准备 1 杯温开水或淡盐水，消毒棉球及 1 包棉签
2	清理鼻屎前的准备	1. 操作者应先洗手。 2. 将婴儿抱至灯光明亮之处，或者使用手电筒照射观察鼻腔。 3. 检查水温是否适宜。 4. 检查婴儿鼻腔有无异物
3	清理鼻屎	1. 用棉花棒蘸一些温开水或生理食盐水。 2. 将蘸了水后的棉花棒，轻轻地伸进鼻子内侧顺时针旋转，即可达到清洁鼻孔的目的

❖ **操作重点**

（1）只需要清洁擦拭鼻腔外侧。

（2）如果鼻屎在鼻子深处，请不要贸然处理，以免损伤鼻腔黏膜。

❖ **操作难点**

（1）如果发现有鼻屎，在洗完澡后再用棉花棒蘸一点水，将鼻屎清出来。

（2）婴儿使用的棉签必须是无菌的。

（3）婴儿若出现流鼻涕的情况，建议使用吸鼻器。

❖ **操作材料**

操作材料包括：消毒棉球或棉签 2 个；淡盐水或温开水 1 杯。

❖ **操作要领**

1. 洗手

用流动水洗手。

2. 观察鼻腔

观察鼻腔有无异物等（图 1.1.28）。

3. 鼻孔清洁

将蘸了水后的棉花棒，轻轻地伸进鼻子内侧顺时针旋转，慢慢向外取出棉签（图 1.1.29）。

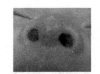　　　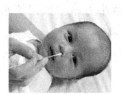

图 1.1.28　清洁鼻孔　　　　　　图 1.1.29　清洁鼻孔

实训案例3——清除耳屎的技巧

❖ **学习目标**

序　号	技能点分解	技 能 要 求
1	准备物品	准备 1 杯温开水或淡盐水，1 包棉签
2	清理耳屎前的准备	1. 清理耳屎前应用流动水洗手。 2. 检查水温是否适宜。 3. 消毒棉签在温开水或淡盐水中浸湿，并将多余水分甩掉（以不往下滴水为宜）
3	清理耳屎	1. 用湿布将婴儿耳郭（耳洞之外部分）擦拭干净。 2. 用干的棉花棒抵入婴儿耳朵不超过 1 厘米处，轻轻稍作旋转，吸干水分和清除秽物

❖ **操作重点**

（1）不要将棉棒深入内耳道内清洁，因为婴儿的耳道还十分窄小，这样容易将杂物推入耳内，破坏自洁机制。

（2）若婴儿的耳朵出现异常分泌物，不要抠内耳清理，应到医院就诊。

❖ **操作难点**

（1）洗澡后抵入婴儿耳朵用的干棉花棒不超过 1 厘米。

（2）在洗澡、洗头后，耳朵进水会造成干性耳垢膨胀，导致耳朵闭塞感。

在洗澡后若发现婴儿耳道口附近潮湿，可以棉棒轻轻拭干。

（3）如果耳屎较硬，需要请医生处理。

❖ **操作材料**

操作材料包括：消毒棉球或棉签 2 个；淡盐水或温开水 1 杯。

❖ **操作要领**

1. 洗手

用流动水洗手。

2. 清洗耳郭

将纱布或小方巾稍微以清水蘸湿，轻轻擦拭耳郭（图 1.1.30）。

3. 吸干水分

婴幼儿耳朵用的干棉花在耳道口吸干水分（图 1.1.31）。

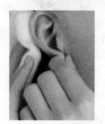
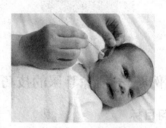

图 1.1.30　清洁耳郭 　　　　　　　　　　图 1.1.31　吸干水分

实训案例4——指（趾）甲的修剪技巧

❖ **学习目标**

序 号	技能点分解	技 能 要 求
1	准备物品	准备一支小指甲刀或圆头小剪刀
2	剪指（趾）甲前准备	1. 剪指（趾）前应用流动水洗手。 2. 选用婴儿专用指甲剪，以防剪伤婴儿手指；光线要亮。 3. 选择婴儿睡觉、安静时进行
3	剪指（趾）甲	注意为婴儿剪指甲，需一指一指地修剪，不要修剪得太短

❖ **操作重点**

（1）必须选用婴儿专用指甲剪，以防剪伤婴儿手指，环境光线充足。

（2）修剪后还需磨平指（趾）甲前端。

❖ **操作难点**

指（趾）不要剪修太短。

❖ **操作材料**

操作材料包括：小指甲刀 1 支只，圆头小剪刀 1 把。

❖ **操作要领**

1. 洗手

用流动水洗手。

2. 剪指甲

左手扶婴儿的小手，将要剪的手指伸出，其余四指弯曲握于操作者掌心，右手持指甲剪修剪指甲（图 1.1.32）。

3. 修平

用指甲锉将修剪完的指甲轻轻修平（图 1.1.33）

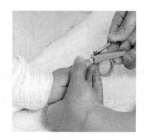

图 1.1.32 修剪指甲

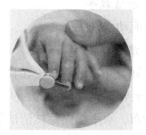

图 1.1.33 修手指甲

实训案例5——口腔清洁

❖ **学习目标**

序 号	技能点分解	技 能 要 求
1	口腔护理用物准备	准备几块纱布，大小约 4 厘米×4 厘米，再准备一杯温开水
2	口腔护理前的准备	1. 用流动水洗手。 2. 每次喂完食物后，用温开水漱口。 3. 选择光线充足的环境，以便清楚地观察口腔的每一个部位。 4. 对婴幼儿唱歌、讲话，让其感觉到清洁口腔是令人愉快的事情。 5. 婴幼儿快要长牙时可以先请儿童牙科医师给婴幼儿检查一下口腔，也可以向医师询问有关婴幼儿长牙以及口腔清洁的问题
3	进行口腔护理	1. 把纱布裹在食指上，用温开水把纱布蘸湿，然后伸入婴幼儿口腔内，轻轻擦拭婴幼儿的舌头、牙龈、口腔黏膜。 2. 出牙时，可轻轻地摩擦婴幼儿的牙床，以减轻婴幼儿的疼痛。让婴幼儿感到舒适，以缓解其烦躁情绪。 3. 对已长牙的婴幼儿，以食指裹住湿纱布，横（竖）向擦拭清洁乳牙

❖ **操作重点**

（1）清洁口腔动作要轻柔，婴幼儿的舌头、牙龈、口腔黏膜都要擦洗。

（2）婴幼儿长牙后，可以给他（她）吃些饼干、苹果等可以咀嚼的食物；但要注意不可躺着吃。

❖ **操作难点**

（1）水平横（竖）向擦拭清洁乳牙。

（2）出牙时，可轻轻地摩擦婴幼儿的牙床。

❖ **操作材料**

操作材料包括：纱布 2 块；温开水 1 杯。

❖ **操作要领**

1. 清洁双手

用流动水洗手。

2. 清理口腔

抱好婴儿，把纱布裹在食指上，用温开水把纱布蘸湿，然后伸入婴幼儿口腔内，轻轻擦拭婴幼儿的舌头、牙龈、口腔黏膜。对已长牙的婴幼儿以食指裹住湿纱布，水平横向擦拭清洁乳牙（图 1.1.34）。

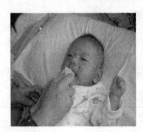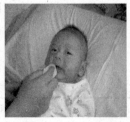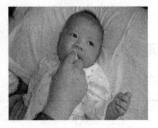

图 1.1.34　口腔清洁

实训案例6——臀部的护理技巧

❖ **学习目标**

序　号	技能点分解	技　能　要　求
1	臀部护理用物准备	准备一小盆温水，小毛巾或纱布
2	臀部清洗前的准备工作	1. 用流动水洗手。 2. 准备好婴儿专用的小盆和全棉纱布，先加冷水再加热水，将水温控制在 37～40℃。 3. 夏天适当开窗通风，冬天将室温调到 25℃。 4. 准备好新的尿不湿

（续）

序 号	技能点分解	技 能 要 求
3	按步骤给婴儿清洗臀部	1. 让婴儿平躺在床上，一只手将双腿向上提起，让腿与身体呈接近 90°状态。 2. 用湿纸巾擦去臀部上残留的粪便渍。 3.（1）女婴：用湿毛巾由前往后，按顺序先清洗尿道口、外阴，再洗大腿，最后洗肛门。 （2）男婴：将包皮轻轻翻开，用纱布蘸水清洗龟头，注意动作要轻柔；由上往下清洗阴茎；清洗反面时，可用手指轻轻提起，但不可用力拉扯；用手轻轻将婴儿的睾丸托起再清洗。 4. 皮肤皱褶处应认真洗。 5. 用另一块干净的纱布以按压的方式由前往后拭干臀部。 6. 让臀部暴露在空气中 1～2 分钟，再换上干净的尿不湿

❖ **操作重点**

（1）给女婴洗臀部时一定要坚持从前往后的原则，即从尿道口向后清洗到阴道口、肛门。这样的顺序可降低细菌感染的机会。

（2）大部分男婴在两岁之前，包皮和龟头不会完全分开，这时需翻开包皮清洗；如果动作太大或婴儿乱动都容易弄伤。

❖ **操作难点**

（1）清洗女婴外阴，一定要由前往后擦洗。若大小阴唇间有分泌物，可以先用棉球擦拭。

（2）男婴清洗臀部时应注意阴囊后面可能有粪便等污物，应清洗干净。

（3）尿布质地要柔软，以旧棉布为好，应用弱碱性肥皂洗涤，还要用热水清洗干净，以免残留物刺激皮肤而导致臀部出现皮炎。

❖ **操作材料**

操作材料包括：小盆 1 个；棉纱布 2 块；湿纸巾 1 包；尿布 1 片；衣裤 1 套；水温计 1 个。

❖ **操作要领**

1. 女婴

（1）清洁肛门及会阴周围。把纸尿裤解开后，先用湿巾把婴儿会阴周围和肛门处的污物擦掉。注意擦的时候，要从上往下、从前往后擦，以免污染会阴。

（2）清洁阴唇。用干净的湿巾轻轻擦拭婴儿的阴唇。为防止伤害到婴儿，阴唇内侧最好不要擦拭。

（3）清洁大腿根部。清洁大腿根部时尤其要注意皮肤褶皱处的清洁。擦拭的时候动作一定要轻柔。

2. 男婴

（1）清洁肛门及周围皮肤。轻轻提起婴儿双踝，以方便擦拭婴儿的肛门和周围的皮肤。擦拭时要从阴囊后方向肛门方向擦拭。

（2）清洁阴茎及阴囊。清洁阴茎时，要顺着离开婴儿身体的方向擦拭；然后，轻轻地扶直婴儿的阴茎，再轻柔地擦拭阴茎根部和阴囊表面褶皱的皮肤。

（3）清洁大腿根部。大腿根部和周围褶皱的皮肤也要擦拭干净。

（4）用温水清洗臀部后，再擦洗小肚皮，直到脐部。

清洗完毕后，等臀部干透，可以涂上护臀膏或其他护肤品，穿上纸尿裤。

男婴儿在周岁前都不必刻意清洗包皮，因为这时婴儿的包皮和龟头还长在一起，过早地翻动柔嫩的包皮会伤害婴儿的生殖器。注意：重点清洗阴茎的根部和阴囊处的褶皱，这里比较容易留存汗液和尿液。

实训案例7——婴幼儿沐浴

❖ **学习目标**

技能点分解	技 能 要 求
按温水浴要求步骤进行操作	掌握温水浴锻炼的方法

❖ **操作重点**

（1）最好在婴儿清醒状态下，吃完奶后 1 小时左右进行。

（2）注意安全，预防受凉。

（3）脐带脱落后即可进行。

❖ **操作难点**

（1）控制适宜的水温。

（2）婴儿生病时不宜沐浴。

❖ **操作材料**

操作材料包括：浴盆 1 个；浴巾 1 条；方巾 1 条；洗发露 1 瓶；沐浴露 1 瓶；尿布 1 块；衣裤 1 套；水温表 1 个。

❖ **操作要领**

1. 清洁双手

家长或育婴员在给婴儿沐浴前修剪指甲，脱去首饰，洗手。

2. 调节温度

室温要调节到 24～26℃，水温 35～37℃（图 1.1.35）。

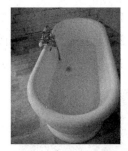

图 1.1.35　调节温度

3. 擦洗面部

先不要脱去婴儿的衣服，先洗眼部，将洗眼部专用的小毛巾蘸湿，从眼角内侧向外轻拭双眼，而后洗额→鼻→嘴→脸→耳后（图 1.1.36）。

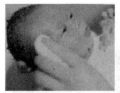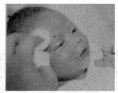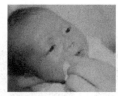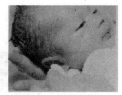

图 1.1.36　擦洗面部

4. 洗头

操作者用左臂和身体夹住婴儿，用左手托稳婴儿的头部（图 1.1.37），大拇指和食指张开，大拇指压住婴儿的右耳郭，其余手指压住左耳郭。头稍低于躯干，小毛巾蘸水将头发弄湿，用右手抹上洗发露，轻轻按摩头部，然后用清水冲洗并擦干（图 1.1.38）。

5. 洗身体

脱去婴儿衣服，将婴儿轻轻放进水中，用左手扶住婴儿头部，让婴儿颈部以下身体全部浸入水中（图 1.1.39）。

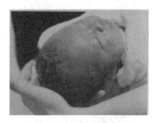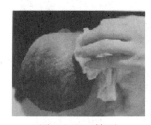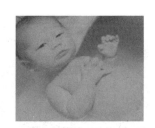

图 1.1.37　洗头　　　　图 1.1.38　擦干　　　　图 1.1.39　洗身体

（1）用右手洗颈部，如图 1.1.40 所示。

（2）前胸、腹部，如图 1.1.41 所示。

（3）清洗左右上肢，如图 1.1.42 所示。

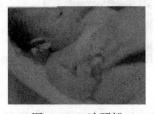
图 1.1.40　洗颈部

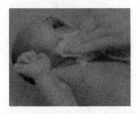
图 1.1.41　洗前胸、腹部

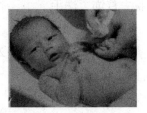
图 1.1.42　清洗左右上肢

（4）清洗背部、左右下肢，如图 1.1.43 所示。

（5）清洗外阴，如图 1.1.44 所示。

（6）清洗臀部，如图 1.1.45 所示。

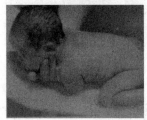
图 1.1.43　清洗背部

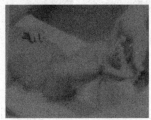
图 1.1.44　清洗外阴

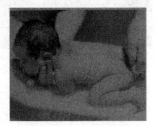
图 1.1.45　清洗臀部

（7）在给婴儿洗澡的过程，要尤其注意清洗皮肤皱褶处（图 1.1.46）。

（8）洗完后，要迅速用准备好的浴巾包裹婴儿（图 1.1.47），以免受凉。先把头发擦干，然后从上身到下身轻轻擦干，不要用力揩擦，以免损伤皮肤。

（9）给婴儿擦干身体之后，还要用棉签擦干脐部的水分（图 1.1.48）。

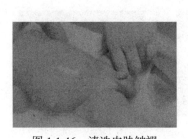
图 1.1.46　清洗皮肤皱褶

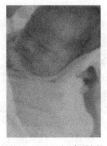
图 1.1.47　包裹婴儿

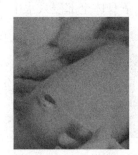
图 1.1.48　擦干脐部水分

（10）在婴儿身体全部擦干之后，换好尿布（图 1.1.49）。

（11）最后，穿好衣服。整个过程耗时约 10 分钟（图 1.1.50）。

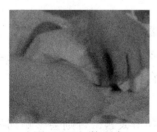图 1.1.49 换尿布

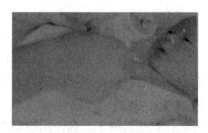图 1.1.50 穿好衣服

实训项目三 照料婴幼儿出行

实训案例1——选择和更换服装

❖ 学习目标

序　号	技能点分解	技　能　要　求
1	选择服装	根据的年龄、季节正确合理选择服装
2	更换服装前的准备	1. 检查是否存在安全隐患。 2. 需要时先行更换尿布。 3. 更换衣服宜在室内进行，并关闭好门窗。 4. 备好干净的服装，平放在台面上。解开纽扣或带子，同时更换多套服装可以将衣服的袖子和裤腿分别套在一起
3	按步骤更换服装	1. 脱衣服：脱开衫衣服时将婴儿平放在台面上，解开衣服，轻轻拉出左手，再拉出右手；脱套头衫先把衣服卷到颈部，抓住肘部轻轻拉出胳膊，撑开领口将衣服从头上脱下，注意不触及婴儿的面部。 2. 脱裤子：将婴儿对着操作者躺平，松开上衣下摆，一手提起小腿，一手将裤腿褪至臀下，最后将裤子完全脱下。 3. 穿衣服：穿开衫衣服时让婴儿平躺在衣服上，脖子对准衣领的位置，先穿袖子，再把衣服拉平，最后系好带子或扣上纽扣；穿套头衣服时先把领口挽成环状，将领口沿婴儿的后脑勺套到颈部，再穿袖子，最后整理；穿连体衣服时让婴儿平躺在衣服上，脖子对准衣领的位置，先穿手臂，再穿裤腿，最后系好带子或扣上纽扣。 4. 穿裤子：先将手指从裤管穿过去，握住婴儿的脚踝，将脚轻轻地拉过去，穿好两只裤腿，把裤子拉上去，最后将衣服整理平整

❖ 操作重点

1. 衣着要求

婴幼儿的皮肤细嫩，容易损伤，故衣着应简单、宽松。质地柔软，以纯棉

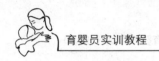

或棉质衣料为主，吸湿性、吸水性和透气性良好，易穿脱且不影响四肢活动为宜。

2. 上衣

上衣可选择圆领或和尚领的样式。内衣一定要吸汗，可以选择浅色、柔软的纯棉织品，最好不要有硬的缝合边，以免擦伤皮肤。衣服的袖口不要过紧过长，衣服上不应有过多的装饰物品，以免婴儿误食。

3. 裤子

可选择宽松的裤子，如使用松紧带千万不要勒得太紧，否则会影响到婴儿的呼吸和骨骼的正常发育。避免给婴儿穿拉链裤，以免会阴处皮肤或包皮不慎嵌入拉链。如是女婴儿，外出时不宜穿开裆裤，否则易引起尿路感染。

给婴儿更换衣服时，动作应快且轻柔，注意保暖。穿衣时要一边跟婴儿说话一边进行，这样可以分散婴儿的注意力以取得婴儿的配合。

❖ **操作难点**

给婴儿更换衣服不是件容易的事情，特别是新生婴儿，因身体柔软而不易配合更衣动作，育婴员应在婴儿肘关节弯曲时将手臂伸入或脱出袖子中。

❖ **操作材料**

操作材料包括：开衫衣裤 1 套；套头衣裤 1 件；连体衣 1 件；裤子 1 条。

❖ **操作要领**

1. 脱衣服的步骤

（1）脱开衫衣服的步骤

① 将婴儿平放在平面上，从上到下解开衣服（图 1.1.51）。

② 先拉出婴儿的左手，再拉出右手（图 1.1.52）。

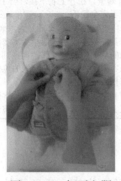　　　　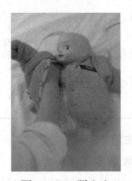

图 1.1.51　解开衣服　　　　　　　图 1.1.52　脱上衣

（2）脱套头衫衣服的步骤

① 先把衣服卷到颈部（图 1.1.53）。

② 抓住婴儿的肘部，轻轻地拉出胳膊（图 1.1.54）。

③ 用拇指把衣服撑开，把手伸进衣服内侧撑着衣服，这样婴儿的脖子才能够顺利穿过（图 1.1.55）。注意：不要接触到婴儿的面部。

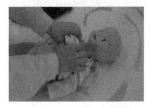 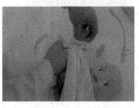 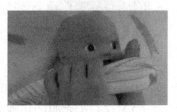

图 1.1.53　脱套头衣服　　　图 1.1.54　拉出胳膊　　　图 1.1.55 头部脱出

2. 脱裤子的步骤

① 将婴儿面放在平面上，松开上衣下摆（图 1.1.56）。

② 一手提起小腿，一手将裤腰褪至臀下，最后再轻轻地将裤子完全脱下（图 1.1.57）。

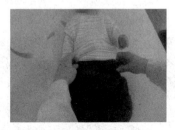 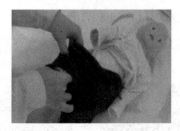

图 1.1.56　松开上衣下摆　　　　　图 1.1.57　裤子褪至臀下

3. 穿衣服的步骤

（1）穿开衫衣服的步骤

① 让婴儿平躺在衣服上，脖子对准衣领的位置。先将婴儿的一只手臂抬起来，再向上向外侧伸入袖子中，将婴儿的手轻轻地拉出来（图 1.1.58）。

② 抬起另一只手臂，使肘关节稍稍弯曲，将小手伸向袖子中，并将小手拉出来（图 1.1.59）。

③ 把穿上的衣服拉平（图 1.1.60）。

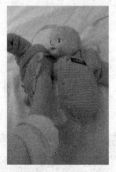

图 1.1.58 穿开衫衣服

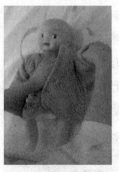

图 1.1.59 穿入胳膊

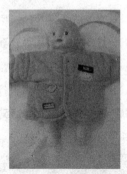

图 1.1.60 拉平衣服

④ 系好带子或扣上纽扣（图 1.1.61）。

（2）穿套头衣服的步骤

① 将上衣沿着领口挽成环状，将领口拉宽，先把领口的后部套到婴儿的后脑勺，然后再向前往下拉。在靠近婴儿脸部的时候，可用手把衣服平托起来（图 1.1.62）。

② 穿袖子时，把一只袖子沿袖口折叠成圆圈形，手从中间穿过去后握住婴儿的手腕从袖圈中轻轻拉过，顺势把衣袖套在婴儿的手臂上，然后以同样的方式穿另一只衣袖（图 1.1.63）。

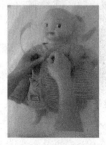

图 1.1.61 系好扣子

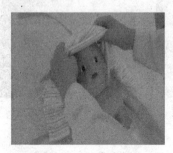

图 1.1.62 套头部

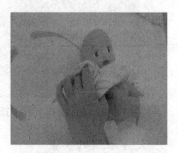

图 1.1.63 穿袖子

③ 整理时，一只手轻轻把婴儿抬起，另一只手把上衣拉下去（图 1.1.64）。

（3）穿连体衣的步骤

① 先把所有的扣子都解开，让婴儿平躺在衣服上，脖子对准衣领的位置（图 1.1.65）。

② 先穿手臂，再穿裤腿（图 1.1.66）。

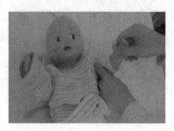

图 1.1.64 整理

③ 然后扣上纽扣或系上带子即可（图1.1.67）。

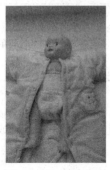
图1.1.65 穿连体衣

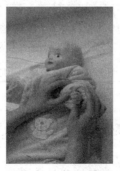
图1.1.66 穿好胳膊

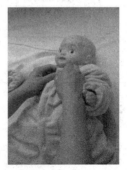
图1.1.67 系好扣子

4. 穿裤子的步骤

① 先将手指从裤管穿过去，握住婴儿的脚踝，将脚轻轻地拉过去（图1.1.68）。

② 同法穿另一边裤腿（图1.1.69）。

③ 穿好两只裤腿后抬起婴儿的臀部，把裤子拉上去。也可抱起婴儿把裤腰提上去包住上衣，并把衣服整理平整（图1.1.70）

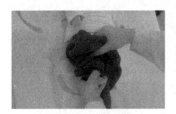
图1.1.68 穿裤子（一）

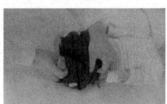
图1.1.69 穿裤子（二）

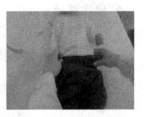
图1.1.70 整理裤子

实训案例2——用背带兜抱婴幼儿的方法

❖ **学习目标**

序 号	技能点分解	技 能 要 求
1	选择使用背带的方式	1. 横抱式：适合0～4个月，新生儿最为合适，可以完全平躺横向怀抱。 2. 纵抱式：适合4～12个月，可以和婴儿亲密互动。 3. 前抱式：适合6～12个月，带婴儿认识美好世界。 4. 背式：适合6～30个月，感受外出时的轻松便捷，完全解放双手。
2	使用背带前的准备	1. 为避免婴儿的不适，在哺乳后30分钟使用。 2. 使用背带时不宜给婴幼儿穿太厚的衣服，以免影响其四肢的自由活动。 3. 使用前请先检查各插扣是否完好扣紧

(续)

序　号	技能点分解	技　能　要　求
3	按步骤使用背带的	1. 在腰部扣紧腰带。 2. 抱起婴儿，让其靠在肩膀上，然后一只手托住婴儿的头后部。 3. 身体向后倾，用胸腹部支撑着婴儿，再向上拉起兜袋，让婴儿的腿穿过兜袋的洞。 4. 用一只手托住婴儿，另一只手把肩带拉到肩膀上

❖ **操作重点**

（1）使用背带时，应将腰带扣在自己腰部以上的位置，否则有可能造成不必要的腰部损伤。

（2）使用背带过程中需注意婴幼儿的安全。

❖ **操作难点**

（1）根据婴幼儿的年龄段，选择合理的兜抱方式。

（2）要让婴幼儿的腿顺利穿过兜袋的洞，应将身体向后倾，用胸腹部支撑着婴儿，再向上拉起兜袋。

❖ **操作材料**

操作材料包括：背带1套。

❖ **操作要领**

（1）在腰部扣紧腰带（图1.1.71）。

（2）将一侧的背带套入同侧肩膀（图1.1.72）。

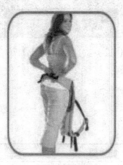　　　　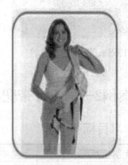

图1.1.71　扣紧腰带　　　　　　　图1.1.72　将一侧的背带套入同侧肩膀

（3）抱起婴儿，使其靠在肩膀上，然后一只手托住婴儿的头后部，身体向后倾，用胸腹部支撑着婴儿，另一手向上拉起兜袋，让婴儿的腿穿过兜袋的洞（图1.1.73）。

（4）用一只手托住婴儿，另一只手把肩带拉到肩膀上（图1.1.74）。

（5）双手将颈后肩两边的肩带扣在一起（图1.1.75）。

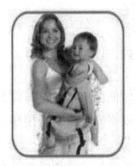
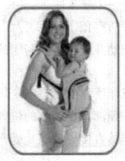
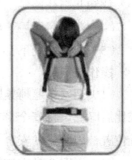

图1.1.73　抱起婴儿　　　　图1.1.74　拉起肩带　　　　图1.1.75　扣紧肩带

实训案例3——使用车载儿童座椅的方法

❖ 学习目标

序　号	技能点分解	技　能　要　求
1	儿童安全座椅的选择	1. 根据幼儿的体重选择合适的儿童安全座椅。将安全带插入指定的加固窄槽内，与肩齐或比肩略高，将安全带固定在腋窝的高度，保持安全带贴在身上。 2. 体重超过18千克的幼儿，应使用安全带定位，加高座椅，将肩部安全带紧前胸系在肩部以上，确保不系到幼儿的颈部、脸部和胳膊上；腰部安全带应贴紧大腿，高不过腹部。 3. 1.45米以上的幼儿，肩部安全带应穿过前胸，刚好系在肩上，不要放在胳膊下面或幼儿后背；腰部安全带应贴紧大腿，高不过腹部
2	使用儿童安全座椅前的准备	1. 确定安全座椅的安装方向。 2. 把汽车前排座椅移到最前面，腾出空间。 3. 确认安全座椅处于完好备用状态。 4. 收拾好重物，并将车内幼儿有可能触及的危险物品放到妥当的位置
3	安装车载儿童座椅的方法（以最常见的安全带固定方式的座椅为例）	1. 按步骤固定安全座椅。 2. 确保安全带已定位。 3. 晃动座椅，确认安装牢靠
4	按步骤使用儿童安全座椅	1. 把幼儿放入安全座椅内，绑上安全座椅的安全带。 2. 根据幼儿高度调整安全带及肩垫位置。 3. 检查安全带是否扣紧，确保松紧度适宜

❖ 操作重点

（1）体重低于9千克的幼儿，应使用后向式儿童安全式座椅，体重在9～18千克之间的幼儿，应使用后向式汽车座椅。

（2）不能将幼儿安全座椅安装在副驾驶座上。

（3）幼儿上车后应立即使用安全座椅扣好安全带，并能够始终保持其状态，不要让幼儿站在座位上或在座位上跳来跳去。

（4）车辆启动后，应锁好所有孩子触手可及的门窗。

（5）任何情况下都不能把幼儿独自留在密闭的车厢内，以免发生危险。

❖ 操作难点

（1）把安全座椅紧贴在汽车座位上。将安全带置于较低的窄槽内，与肩齐或比肩略低，将安全带夹头的顶部系在腋窝的位置。不要将安全座椅安排在前排位置，因前排的安全气囊能够直接导致幼儿受伤；

（2）以安全带方式固定的儿童安全座椅长时间使用容易松，必须经常检查座椅固定的牢固程度。检查座椅可以通过安全带紧绷程度和座椅底座的摇摆程度来判断，摇摆程度越小越好。

❖ 操作材料

操作材料包括：儿童安全座椅 1 套。

❖ 操作要领

（1）拉出安全带，穿过座椅固定（图 1.1.76）。

（2）继续抽拉剩余织带（图 1.1.77）。

（3）听到咔嗒声后，送回织带（图 1.1.78）。

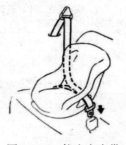 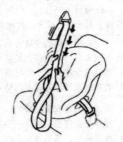 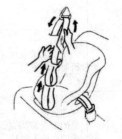

图 1.1.76　拉出安全带　　　图 1.1.77　继续抽拉安全带　　　图 1.1.78　送回织带

（4）确保安全带已定位（图 1.1.79）。

（5）晃动座椅，确认安装牢固（图 1.1.80）。

[]

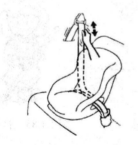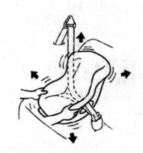

图 1.1.79　确认安全带已定位　　　　图 1.1.80　确认安全带已安装牢固

实训项目四　环境与物品的清洁

实训案例1——环境的清洁

❖ **学习目标**

序　号	技能点分解	技 能 要 求
1	环境的要求	1. 营造健康、快乐的环境。 2. 环境的空气无污染、清新
2	营造一个好的环境要求	1. 有自由活动、自由发挥、自由探索的生活空间。 2. 室内维持整洁、无尘、空气新鲜。 3. 室温维持在 22～24℃，相对湿度 55%～65%。 4. 每周需彻底清扫 1 次

❖ **操作重点**

（1）给婴儿创造一个健康、快乐的环境，是对居室环境的基本要求。

（2）房间经常通风换气，环境清新、无污染。

（3）为婴儿营造一个能够自由活动、自由发挥、自由探索的生活空间。

❖ **操作难点**

避免温度过低过高、环境过于干燥，室温应维持在 22～24℃，相对湿度 55%～65%。

❖ **操作要领**

（1）开窗通风换气（图 1.1.81）。

（2）洒水（图 1.1.82）。

（3）拖把直接拖地，避免扬尘。清洗、晾晒被褥，一周一次（图 1.1.83）。

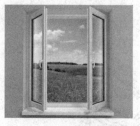

图 1.1.81　开窗

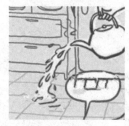

图 1.1.82　洒水

图 1.1.83　打扫卫生

（4）用湿布来擦拭桌椅（图 1.1.84）、玩具（图 1.1.85）。

（5）室温维持在 22～26℃，相对湿度 55%～65%。

（6）营造一个能够自由活动、自由发挥、自由探索的生活空间；室内维持整洁、无尘、空气新鲜，阳光明媚的房间（图 1.1.86）。

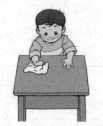

图 1.1.84　擦拭桌椅

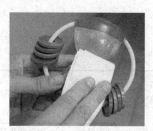

图 1.1.85　擦拭玩具

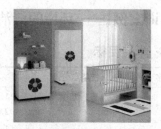

图 1.1.86　营造合格的室内生活空间

实训案例2——不同玩具的清洁和消毒

❖ 学习目标

序　号	技能点分解	技　能　要　求
1	认识玩具的类型	1. 木制玩具。 2. 塑料玩具。 3. 橡胶玩具。 4. 毛类玩具。 5. 高档电动、电子玩具
2	按分类选择清洁物品的方式	1. 水洗。 2. 浸泡。 3. 阳光下晾晒。 4. 擦拭。 5. 蒸煮。
3	按要求分步骤进行清洁和消毒	1. 煮沸消毒：应先清洁再消毒。 2. 浸泡消毒：先配制消毒液，再将玩具放入浸泡，最后用清水冲洗。 3. 擦拭消毒：先简单清洁玩具之后，用消毒液擦拭。 4. 配制消毒液按药物说明书配制

❖ **操作重点**

不同的类型的玩具用不同的消毒方法。

（1）耐热的木制玩具：可在开水中煮沸 10 分钟左右。

（2）塑料和橡胶玩具：可在 0.2% 的漂白粉溶液中浸泡 20~30 分钟。

（3）怕湿怕烫的毛类玩具：可在烈日下暴晒 4~6 小时，借助紫外线的照射，将细菌杀灭。

（4）高档电动、电子玩具：可定期用酒精棉球擦拭婴幼儿经常抚摸的部分。

❖ **操作难点**

（1）煮沸消毒时间应从水沸后开始计算，物品应先清洁再煮沸消毒；橡胶类物品应水沸后放入，以免橡胶变软；棉织物品煮沸消毒时应适当搅拌。

（2）浸泡消毒，消毒液严格按说明书配制，浸泡时间 30~60 分钟。

（3）被消毒物品要全部浸入水中。一次消毒的物品不应放置太多，消毒液应可以浸没物品。

（4）煮沸消毒后的物品在取出和存放时要防止再污染。

❖ **操作要领**

1. 阳光晾晒

将玩具置于烈日下暴晒 4~6 小时，借助太阳紫外线的照射将细菌杀灭（图 1.1.87）。

2. 水洗

（1）先把水和羊毛洗涤剂倒入盆中（图 1.1.88）。

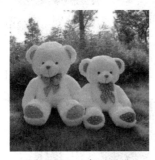

图 1.1.87　晾晒玩具

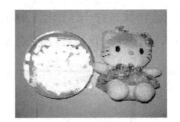

图 1.1.88　倒入水和羊毛洗涤剂

（2）用软毛刷或其他工具搅动盆中的水直到搅出丰富的泡沫；再用软毛刷蘸着泡沫将毛绒玩具表面刷干净（图 1.1.89）。

（3）然后放入清水在盆中压洗，这样可以将毛绒玩具内的灰尘和洗涤液清除干净（图1.1.90）。

（4）等到盆中的水由混浊变得清澈的时候，就把毛绒玩具拿出放在通风处晾干（图1.1.90）。

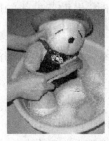 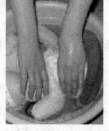 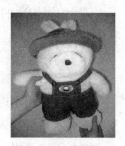

图1.1.89　用软毛刷刷洗毛绒玩具　　图1.1.90　在清水中压洗玩具　　图1.1.91　晾干玩具

3. 擦拭法

（1）选择一个干净的脸盆，倒入清水（图1.1.92）。

（2）取一条干净易吸水的抹布，放入脸盆（图1.1.93）。

（3）将消毒液或0.2%的漂白粉溶液中倒入脸盆中，搅拌均匀（图1.1.94）。

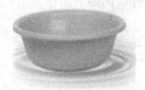 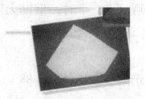 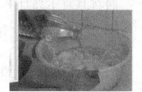

图1.1.92　倒入清水　　　　图1.1.93　放入抹布　　　　图1.1.94　倒入消毒液

（4）将抹布拧干（图1.1.95）。

（5）用抹布对玩具进行擦拭，后清洗抹布，将玩具置于通风处晾干（图1.1.96）。

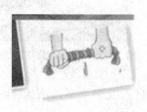 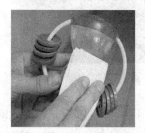

图1.1.95　拧干抹布　　　　　图1.1.96　用抹布擦拭玩具

4. 浸泡法

（1）先将玩具倒入已经装有消毒液的盆中（图1.1.97）。

（2）将玩具完全浸泡在消毒液中约30～60分钟（图1.1.98）。

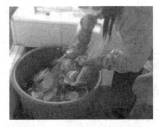
图1.1.97　将玩具浸泡盆中

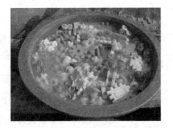
图1.1.98　完全浸泡玩具

（3）将玩具倒出用清水清洗（图1.1.99）。

（4）将玩具置于通风处晾干（图1.1.100）。

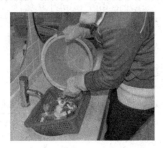
图1.1.99　用清水清洗玩具

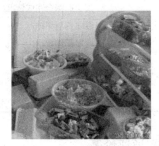
图1.1.100　晾干玩具

本模块测试评价

❖ 实训指导教师对学员的综合评价表

评价项目	评价内容	评价结果			备 注
学习能力	技能训练的完成	好□	中□	差□	
	模块中相关知识的应用	好□	中□	差□	
	分析问题、解决问题的能力	好□	中□	差□	
学习态度	态度认真与否	好□	中□	差□	
	完成技能训练的主动性	好□	中□	差□	
对模块内容的掌握	掌握模块的基本技能要求	好□	中□	差□	
	重点、难点的掌握	好□	中□	差□	
	模块的综合完成情况	好□	中□	差□	
其他	遵守劳动纪律	好□	中□	差□	
	遵守操作规程	好□	中□	差□	
总评					

实训指导教师签字： 年 月 日

❖ 学员自评评价表

1. 通过本模块的学习，是否达到了您预期的学习目标？

   □ 完全达到　　　□ 达到　　　□ 基本达到　　　□ 没有达到

2. 本模块学习内容通过自学是否能够掌握？

   □ 掌握很好　　　□ 掌握　　　□ 基本掌握　　　□ 未掌握

3. 通过学习本模块内容，您是否能够独立完成技能训练？

   □ 能独立完成　　　□ 基本能独立完成　　　□ 不能独立完成

4. 本模块中的重点、难点选择是否准确？

   □ 非常准确　　　□ 准确　　　□ 基本准确　　　□ 不准确

5. 本模块中的重点、难点您是否掌握？

   □ 掌握很好　　　□ 掌握　　　□ 基本掌握　　　□ 未掌握

实训模块二　保健与护理

实训项目编号	实训项目名称	技 能 要 求
实训项目一	三浴锻炼与抚触	1. 能为婴儿做游泳锻炼。 2. 能为婴儿做抚触。 3. 能为婴儿做主被动操
实训项目二	常见症状护理	1. 能够正确使用体温计测量腋温与肛温。 2. 能为婴幼儿喂口服药。 3. 能为婴幼儿滴眼药水
实训项目三	意外伤害的处理	1. 能对婴幼儿四肢表皮擦伤进行护理。 2. 能对婴幼儿四肢扭伤进行初步处理。 3. 能对婴幼儿皮下血肿进行初步处理。 4. 婴幼儿被蚊虫叮咬、蜂蜇后的初步处理

实训项目一　三浴锻炼与抚触

实训案例1——婴儿游泳

❖ 学习目标

序　号	技能点分解	技 能 要 求
1	沐浴前操作者准备	1. 洗净双手。 2. 脱去首饰。 3. 修剪指甲
2	按要求准备用物	准备浴巾、方巾、衣服、尿布、沐浴露、洗发露、游泳盆、游泳圈、水温表
3	调节室温	冬天 26～28℃，夏天 24～25℃
4	先装冷水，后装热水并搅均匀，调节水温	冬天 37～38C，夏天 34～35℃
5	选择游泳圈，套好	1. 根据婴儿大小选择合适的游泳圈。 2. 要求游泳圈与婴儿颈部间隔约一指
6	用手托住婴儿，缓慢入水	1. 避免婴儿受到惊吓 2. 游泳过程要专人在旁看护
7	游泳时间	1. 一次约 10 分钟。 2. 一周 1～2 次
8	游泳后，及时擦干，穿上衣服	避免受凉

❖ 操作重点

（1）婴儿游泳期间必须专人看护。

（2）随时观察婴儿全身情况。

❖ **操作难点**

大月龄婴儿好动，要特别注意安全。

❖ **操作材料**

操作材料包括：游泳盆 1 个；游泳圈 1 个；水温表 1 个；浴巾 1 条；方巾 2 条；洗发露 1 瓶；沐浴露 1 瓶；尿布 1 块；衣裤 1 套。

❖ **操作要领**

1. 洗澡前准备

脐带未干燥的，要用防水脐贴护脐（图 1.2.1）。

2. 脱去衣裤

除尿布外，将婴儿所穿衣服全部脱掉，用浴巾包裹好，育婴员用左手将婴儿身体夹在自己的左腋下，用左手掌托稳婴儿的头，让婴儿脸朝上（图 1.2.2）。

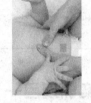

图 1.2.1　贴好脐贴　　图 1.2.2　脱去衣裤

3. 擦洗面部

用一块专用小毛巾浸湿，从眼角内侧向外轻轻擦拭双眼（图 1.2.3）、嘴、鼻（图 1.2.4）、脸及耳后（图 1.2.5）。

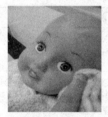 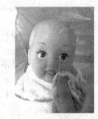 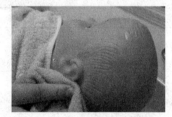

图 1.2.3　擦拭双眼　　　图 1.2.4　擦拭嘴鼻　　　图 1.2.5　擦拭脸及耳后

4. 洗头

使婴儿头部稍低于躯干，用左手抹上洗发露，轻轻按摩头部，然后用清水冲洗擦干（图 1.2.6）。

5. 套游泳圈

根据婴儿大小选择合适的游泳圈（图 1.2.7），游泳圈与婴儿颈部间隔约 1 手指的宽度，用一块小毛巾垫在婴儿下颌，让婴儿舒适（图 1.2.8）。

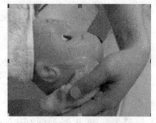

图 1.2.6　洗头

6. 放入水中

一手托住婴儿头部，另一手抚在肩部，将其放入水中（图 1.2.9）。要缓慢入水，以免婴儿受惊吓。可先拉着婴儿手，等婴儿适应后再慢慢松开手（图 1.2.10）。

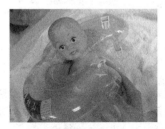 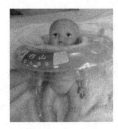 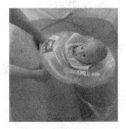

图 1.2.7　选择合适的游泳圈　　　图 1.2.8　垫好小毛巾　　　图 1.2.9　将婴儿放入水中

7. 泳后擦身

游泳完毕，要立即用干毛巾擦干（图 1.2.11）。

8. 穿上衣服（图 1.2.12）

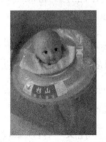 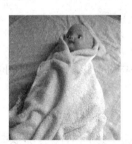 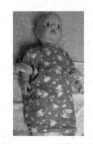

图 1.2.10　慢慢松手　　　图 1.2.11　用毛巾擦干　　　图 1.2.12　穿好衣服

实训案例2——婴儿抚触

❖ 学习目标

序　号	技能点分解	技　能　要　求
1	准备用物	准备一瓶婴儿润肤油
2	抚触前的准备	1. 脱去首饰。 2. 修剪指甲。 3. 洗净双手。 4. 双手涂少许婴儿润肤油
3	按步骤进行抚触按摩	1. 要与婴儿进行交流。 2. 按摩力度大小适宜，不要过重或过轻。 3. 一天一次

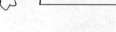

❖ **操作重点**

（1）最好在婴儿清醒的状态下，吃完奶后 1 小时左右进行。

（2）育婴员要与婴儿交流。

❖ **操作难点**

掌握适宜的按摩力度。

❖ **操作材料**

操作材料包括：婴儿润肤油 1 瓶。

❖ **操作要领**

1. 洗手

洗净双手，脱去首饰，修剪指甲，双手涂少许润肤油。

2. 头面部

（1）用两手拇指指腹从眉弓部向两侧太阳穴按摩（图 1.2.13）。

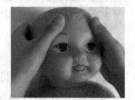

图 1.2.13　按摩太阳穴

（2）两手拇指从下颌部中央向外上方按摩，让上下唇形成微笑状（图 1.2.14）。

（3）一手托头，用另一手的指腹从前额发际向上、向后按摩，至两耳后乳突（图 1.2.15）。

3. 胸部

两手分别从胸部的两侧肋下缘向对侧肩部按摩，应避开乳头（图 1.2.16）。

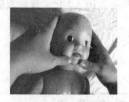　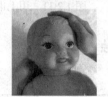　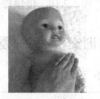

图 1.2.14　面部按摩　　　　图 1.2.15　按摩头部　　　　图 1.2.16　按摩胸部

4. 腹部

两手依次从婴儿的右下腹至上腹向左下腹，呈顺时针方向按摩（图 1.2.17）。

5. 四肢

两手交替抓住婴儿的一侧上肢，从腋窝至手腕轻轻滑动并挤捏（图 1.2.18），对侧及双下肢的做法相同（图 1.2.19）。

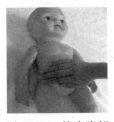 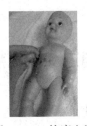 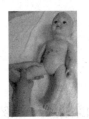

图 1.2.17　按摩腹部　　　　图 1.2.18　按摩上肢　　　　图 1.2.19　按摩下肢

6. 手和足

用四指按摩手背（图 1.2.20）或足背，并用拇指从婴儿手掌面或脚跟向手指或脚趾方向按摩（图 1.2.21），对每个手指（图 1.2.22）、足趾进行搓动（图 1.2.23～图 1.2.25）。

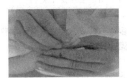 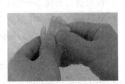 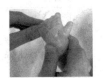

图 1.2.20　按摩手背　　　　图 1.2.21　按摩手部　　　　图 1.2.22　按摩手指

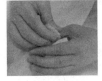 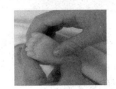 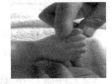

图 1.2.23　按摩脚趾（一）　　图 1.2.24　按摩脚趾（二）　　图 1.2.25　按摩脚趾（三）

7. 背臀部

（1）使婴儿呈俯卧位，双手掌分别由颈部开始向下按摩至臀部（图1.2.26）。

（2）以脊柱为中心，两手四指并拢，由脊柱两侧水平向外按摩，至骶尾部（图1.2.27）。

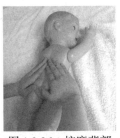 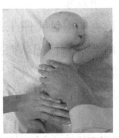

图 1.2.26　按摩背部　　　　　　　图 1.2.27　按摩臀部

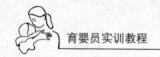

实训项目二　常见症状护理

实训案例1——腋下体温测量

❖ **学习目标**

序 号	技能点分解	技 能 要 求
1	按要求选择体温计	1. 根据婴幼儿的情况选择体温计。 2. 检查体温计有无破损
2	按要求、按步骤准备测量	1. 用75%酒精棉球擦拭体温计。 2. 解松婴儿上衣（婴儿身上如有汗液，应用干毛巾擦干）
3	按要求、按步骤为婴儿测量体温	1. 将体温计的刻度甩下至36℃以下。 2. 将婴儿上臂稍抬高，将体温计的水银端放入婴儿的腋窝紧贴皮肤。 3. 婴儿前臂弯曲放胸前，上臂夹紧体温计。 4. 放置5分钟后取出，读数。 5. 用75%酒精棉球消毒体温计

❖ **操作重点**

（1）体温计选择正确，无破损。

（2）擦干腋窝汗液。

（3）体温计水银端放入腋窝5分钟。

❖ **操作难点**

水银端放入腋窝，并使婴幼儿夹紧。

❖ **操作材料**

操作材料包括：体温计1支；75%酒精棉球1个。

❖ **操作要领**

（1）洗净双手。

（2）检查体温计（图1.2.28）。

（3）用75%酒精棉球擦拭体温计（图1.2.29）。

（4）将体温计刻度甩下（图1.2.30）。

（5）解开婴儿衣服或包裹，抬高婴儿一侧上臂，用干毛巾擦干腋下汗液（图1.2.31）。

（6）将体温计水银端放入婴儿腋窝（图1.2.32）。

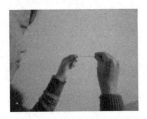 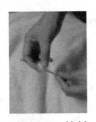 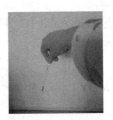 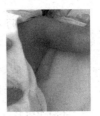

| 图 1.2.28 检查温度计 | 图 1.2.29 擦拭温度计 | 图 1.2.30 甩下温度计刻度 | 图 1.2.31 擦干汗液 |

（7）前臂弯曲置胸前，夹紧体温计（图 1.2.33）。

（8）5 分钟后取出，读数（图 1.2.34）。

（9）用酒精棉球擦拭体温计后收好备用（图 1.2.35）。

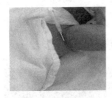 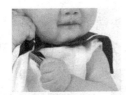 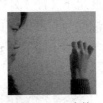 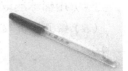

| 图 1.2.32 放入温度计 | 图 1.2.33 夹紧体温计 | 图 1.2.34 读数 | 图 1.2.35 清洁、放好体温计 |

实训案例2——肛门体温测量

❖ 学习目标

序　号	技能点分解	技　能　要　求
1	按要求选择体温计	1. 根据婴幼儿的情况选择测量肛温的体温计。 2. 检查体温计有无破损
2	按要求、按步骤准备测量	1. 用 75% 酒精棉球擦拭体温计，将体温计的刻度甩至 36℃ 以下。 2. 用润滑油或肥皂液润滑体温计前端 3～4 厘米
3	按要求、按步骤为婴儿测量体温	1. 暴露婴儿肛门：小婴儿平卧，抬高双腿；大婴儿左侧卧，上腿弯曲，下腿伸直。 2. 将体温计水银端轻轻插入肛门 3～4 厘米。 3. 放置 3 分钟后取出，读数。 4. 用卫生纸擦拭体温计，再用 75% 酒精棉球消毒

❖ 操作重点

（1）体温计选择正确，无破损。

（2）用润滑油或肥皂液润滑体温计前端 3～4 厘米。

（3）体温计水银端插入肛门3分钟。

❖ **操作难点**

（1）暴露肛门。

（2）水银端插入肛门3～4厘米。

❖ **操作材料**

操作材料包括：肛门体温计1支；75%酒精溶液2瓶；润滑油或肥皂液1瓶；干棉球2个；卫生纸2张。

❖ **操作要领**

（1）洗净双手。

（2）选择用于测量肛温的体温计，并检查体温计的完好性（图1.2.36）。

（3）将体温计刻度甩下（图1.2.37）。

（4）用棉球蘸取润肤油润滑体温计头端（图1.2.38）。

（5）解开婴儿裤子褪至大腿下1/3，露出肛门（图1.2.39）。

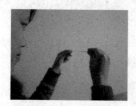 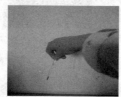 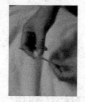 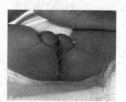

图1.2.36　查看体温计　　图1.2.37　甩下温度计　　图1.2.38　用润肤油擦拭温度计　　图1.2.39　脱下裤子

（6）将肛温体温计轻轻插入肛门（图1.2.40）。

（7）3分钟后取出，用卫生纸擦拭体温计（图1.2.41）。

（8）读数（图1.2.42）。

（9）用75%酒精棉球消毒体温计后收好，备用。

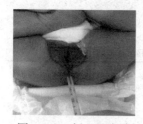 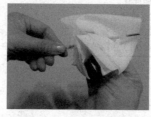 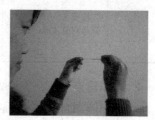

图1.2.40　插入温度计　　图1.2.41　擦拭体温　　图1.2.42　读数

实训案例3——给口服药

❖ **学习目标**

序 号	技能点分解	技 能 要 求
1	选择合适的给药用物	1. 查看医生处方，了解给药的时间、名称、剂量及剂型等。 2. 根据所给药物准备用物：药杯、小勺、水杯、温开水、奶瓶、奶嘴；必要时备研钵和杵、量杯、小毛巾
2	按要求、按步骤准备给药用具	1. 将用物清洗后用开水冲烫，晾干备用。 2. 根据医嘱取出药物（要求所取药物名称、剂型、计量准确）；如婴儿用药，药片需研成粉，液体需用量杯量取
3	按步骤喂药	1. 在水杯中倒半杯温开水。再倒少许温开水于小药杯中。 2. 将药物放入小药杯使其溶解；如果量少可直接溶解在小勺中。 3. 左手抱婴儿，右手持小勺，先用小勺喂少许温开水，而后再喂药水；最后再喂一些温开水

❖ **操作重点**

（1）药物的剂量、药名应核对准确。

（2）片剂或粉剂应先溶解，药物溶解的量宜尽量少。

（3）先用小勺喂少许温开水；而后再喂药水；最后再喂一些温开水。

❖ **操作难点**

（1）喂药最好一口喝完，次数多了，婴儿不再张口。

（2）抱婴儿体位应正确，以免婴儿挣扎跌落。

❖ **注意事项**

（1）注意不要在病儿大声哭叫或吸气时喂药，以免发生呛咳。

（2）服用散剂时，则应先将药物加入少许温开水溶解或调和成混悬液后再给药。

（3）服用片剂时，则应先将药片压成粉末后再依照上法服用。

（4）对油类药物，如鱼肝油滴剂、液体石蜡等，可滴于饼干或馒头等食物上或滴在一勺粥内一起吃下。婴儿则可用滴管直接滴于口中，再喂些水。

❖ **操作材料**

操作材料包括：药杯3个；小勺1个；水杯1个；奶瓶1个；奶嘴1个；开水壶1个；研钵和杵1套；小毛巾1条。

❖ **操作要领**

1. 清洁双手

2. 备药

准备药品和用物（图 1.2.43）。

3. 确定用量

将用具清洁后，药片碾成粉末，药液用量杯量取用量（图 1.2.44、图 1.2.45）。

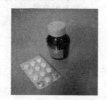
图 1.2.43　准备药物

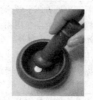
图 1.2.44　药片碾成粉末

图 1.2.45　量杯取药

4. 溶药

水杯中倒入温开水备用，将药物用少量温开水溶解在小药杯或小勺中（图 1.2.46）。

5. 喂药

婴儿胸前垫小毛巾，左手抱婴儿，右手持小勺，先用小勺喂少许温开水，而后再喂药（图 1.2.47）。

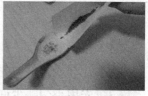
图 1.2.46　溶药

最后再喂一些温开水。小婴儿也可以用滴管（图 1.2.48）、小针筒去掉针头来喂药（图 1.2.49）。

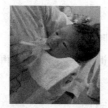
图 1.2.47　小勺喂药

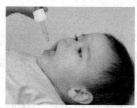
图 1.2.48　滴管喂药

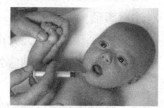
图 1.2.49　小针筒喂药

实训案例4——滴眼药水

❖ **学习目标**

序　号	技能点分解	技 能 要 求
1	按要求选择眼药水	1. 根据医生的处方准备眼药水。 2. 检查眼药水的名称、浓度、有效期、有无混浊或絮状物、颜色变化等变质现象

（续）

序　号	技能点分解	技　能　要　求
2	用药前的准备	明确用药的剂量（滴数）及哪一只眼睛要滴药水
3	按步骤滴眼药水	1. 眼药水需摇匀。 2. 患眼的分泌物、眼泪应先擦净，以提高疗效。 3. 婴儿呈半卧位，头稍后仰。 4. 将药液滴入眼睑。 5. 让婴儿闭上眼睛，并用手指按压内眼角 2～3 分钟，以避免眼药水经鼻泪管吸收造成全身副作用，同时也不会感到药水的苦味

❖ **操作重点**

（1）检查眼药水的名称、浓度、有效期、有无混浊或絮状物、颜色变化等变质现象。

（2）点眼之前，应用消毒棉签擦净患眼的分泌物、眼泪，以提高疗效。

（3）两种眼药水不能同时滴，应相隔 10 分钟以上。

❖ **操作难点**

（1）拧开眼药水盖子，正确放置盖子，避免污染。

（2）滴眼药时还应注意药瓶口距离眼 2 厘米，不要直接将药液滴在眼角膜上（黑眼球）。

（3）滴眼药水不宜过多，滴药后用手指按压内眼角 2～3 分钟。

❖ **操作材料**

操作材料包括：眼药水 1 个；棉球数个。

❖ **操作要领**

（1）清洁双手。

（2）核对眼药水（图 1.2.50）。

（3）眼药水瓶上下摇动，摇匀药水（图 1.2.51）。

（4）观察患眼，若有分泌物，取无菌生理盐水棉球清洁眼部（图 1.2.52）。

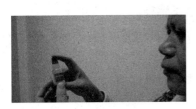 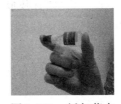 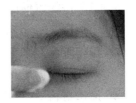

图 1.2.50　核对药水　　　图 1.2.51　摇匀药水　　　图 1.2.52　清洁眼部

（5）将指定药液的瓶盖打开，盖口朝上放置（图 1.2.53）。

（6）左手拇指和食指轻轻分开上下眼睑，将婴儿的下眼皮向下拉，与眼球分开，右手持眼药水，将药液滴入眼睑（图 1.2.54）。

（7）用手指按压内眼角 3~5 秒钟即可（图 1.2.55）。

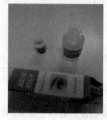 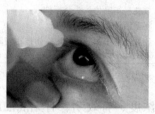 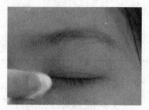

图 1.2.53　打开药水　　　　图 1.2.54　滴入药水　　　　图 1.2.55　手指压住内眼角

实训项目三　意外伤害的处理

实训案例1——四肢表皮擦伤护理

❖ 学习目标

序　号	技能点分解	技　能　要　求
1	清洁皮肤	1. 用凉开水洗净周围的皮肤 2. 用凉开水冲洗伤口 3. 泥沙等污物应彻底洗干净 4. 如冲洗不掉，可用针小心挑出
2	消毒伤口周围皮肤	1. 用 75%医用酒精由里到外消毒伤口周围皮肤 2. 伤口表面涂医用红药水或碘附 3. 如伤口有少量出血，可用消毒纱布按压止血后再上药 4. 不用包扎，避免沾水，让其自然干燥

❖ 操作重点

（1）污物应彻底洗干净，以免留在皮肤里继发感染。

（2）用 75%酒精消毒伤口周围皮肤时，顺序应由里到外。

❖ 操作难点

如伤口有少量出血，应先用消毒纱布按压止血后再上药。

❖ 操作材料

操作材料包括：凉开水 1 杯；75%医用酒精溶液 1 瓶；医用镊子 1 把；医用棉球 4~5 个；医用红药水 1 瓶；医用碘附 1 瓶；消毒纱布 1 卷。

❖ **操作要领**

（1）先用凉开水洗净周围的皮肤，再用凉开水冲洗伤口（图1.2.56）。

（2）用75%酒精由里到外消毒伤口周围皮肤，伤口表面涂红药水或碘附（图1.2.57）。

（3）如伤口有少量出血，可用消毒纱布止血后再上药，不用包扎，避免沾水，让其自然干燥（图1.2.58）。

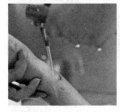 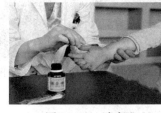 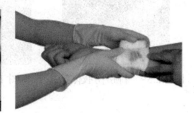

图1.2.56　清洗伤口　　　　图1.2.57　消毒　　　　　图1.2.58　上药

实训案例2——四肢扭伤初步护理

❖ **学习目标**

序　号	技能点分解	技　能　要　求
1	患肢制动	1. 不应该随便活动已经扭伤的部位。 2. 可将扭伤肢体抬高
2	局部冷敷	1. 用两块毛巾浸泡在冷水中，交替使用。 2. 要经常翻转，保证接触部位有凉感。 3. 敷1小时左右即可
3	热敷	1. 24小时后，如局部仍有红肿、疼痛，可改用热敷。 2. 也可用七厘散等中成药，用水调匀后敷受伤部位

❖ **操作重点**

（1）不能随便活动已经扭伤的部位。

（2）24小时后，如局部仍有红肿、疼痛，可改用热敷。

❖ **操作难点**

要经常翻转，保证接触部位有凉感。

❖ **操作材料**

操作材料包括：冷水1盆；毛巾2条；热水1瓶。

❖ **操作要领**

（1）不应该随便活动已经扭伤的部位，可将扭伤肢体抬高（图1.2.59）。

（2）局部冷敷

用两块毛巾浸泡在冷水中，交替使用，或用冰袋冷敷；要经常翻转，保证接触部位有凉感（图 1.2.60）。

（3）24 小时后如局部仍有红肿、疼痛，可改用热敷（图 1.2.61）。

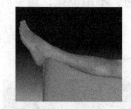 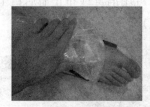 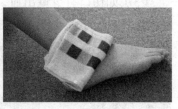

图 1.2.59　将扭伤肢体抬高　　图 1.2.60　局部冷敷　　图 1.2.61　热敷

实训案例3——皮下血肿初步处理

❖ 学习目标

序　号	技能点分解	技　能　要　求
1	观察损伤	1. 应立即抱起婴幼儿，观察面色及四肢全身损伤状况。 2. 不能用手揉
2	冰敷	1. 立即从冰箱中取出冰块，用冰袋或毛巾包裹后敷在血肿处。 2. 局部加压包扎，让其自然吸收
3	必要时转诊医院	如血肿发生在头部，颅骨正常，血肿没有持续增大，精神如常，没有出现呕吐，可以先观察；否则应及时送医院就诊

❖ 操作重点

（1）血肿不能用手揉。

（2）必要时送医院就诊。

❖ 操作难点

局部加压包扎，让血肿自然吸收。

❖ 操作材料

操作材料包括：冰袋 2 袋；毛巾 2 条；消毒纱布 1 卷。

❖ 操作要领

（1）立即抱起婴幼儿，观察面色及四肢全身损伤状况（图 1.2.62）。

（2）立即从冰箱中取出冰块，用冰袋或毛巾包裹后敷在血肿处（图 1.2.63）。

（3）局部加压包扎，让其自然吸收（图 1.2.64）。

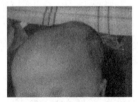 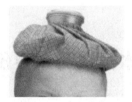 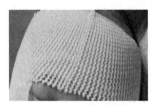

图 1.2.62　观察损伤情况　　　　图 1.2.63　用冰袋敷　　　　图 1.2.64　局部包扎

实训案例4——蚊虫叮咬、蜂蜇后的初步处理

❖ 学习目标

序　号	技能点分解	技　能　要　求
1	夹除蜂刺	1. 检查皮肤内是否留有蜂刺 2. 用指甲刀或是镊子把蜂刺夹出
2	冷敷	1. 用75%医用酒精涂伤口周围皮肤 2. 把一块浸透冰冷水的纱布拧干，敷在被蜇咬的部位

❖ 操作重点

（1）用消毒后的指甲刀或镊子把蜂刺夹出。

（2）不要用花露水涂伤口，因其没有消炎作用，还会有刺激性。

❖ 操作难点

夹除蜂刺的过程动作一定要轻，以免把毒囊挤破。

❖ 操作材料

操作材料包括：凉开水 1 杯；75%医用酒精溶液 1 瓶；医用镊子 1 把；消毒纱布 1 卷。

❖ 操作要领

（1）用指甲刀或镊子把蜂刺夹出（图 1.2.65）。

（2）在蜇伤部位的周围涂医用酒精后，把一块浸透冰水的纱布拧干，敷在伤口表面（图 1.2.66）。

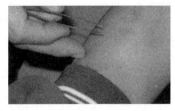 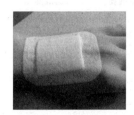

图 1.2.65　夹出蜂刺　　　　　　图 1.2.66　冰敷伤口表面

本模块测试评价

❖ 实训指导教师对学员的综合评价表

评价项目	评价内容	评价结果	备　注
学习能力	技能训练的完成	好□　中□　差□	
	模块中相关知识的应用	好□　中□　差□	
	分析问题、解决问题的能力	好□　中□　差□	
学习态度	态度认真与否	好□　中□　差□	
	完成技能训练的主动性	好□　中□　差□	
对模块内容的掌握	掌握模块的基本技能要求	好□　中□　差□	
	重点、难点的掌握	好□　中□　差□	
	模块的综合完成情况	好□　中□　差□	
其他	遵守劳动纪律	好□　中□　差□	
	遵守操作规程	好□　中□　差□	
总评			

实训指导教师签字：　　　　　　　　　　　年　月　日

❖ 学员自评评价表

1. 通过本模块的学习，是否达到了您预期的学习目标？
　□ 完全达到　　　　□ 达到　　　　□ 基本达到　　　　□ 没有达到

2. 本模块学习内容通过自学是否能够掌握？
　□ 掌握很好　　　　□ 掌握　　　　□ 基本掌握　　　　□ 未掌握

3. 通过学习本模块内容，您是否能够独立完成技能训练？
　□ 能独立完成　　　　□ 基本能独立完成　　　　□ 不能独立完成

4. 本模块中的重点、难点选择是否准确？
　□ 非常准确　　　　□ 准确　　　　□ 基本准确　　　　□ 不准确

5. 本模块中的重点、难点您是否掌握？
　□ 掌握很好　　　　□ 掌握　　　　□ 基本掌握　　　　□ 未掌握

您对本模块的操作技能等内容还有哪些更好的修改意见或建议：

实训模块三　教育实施

实训项目编号	实训项目名称	技 能 要 求
实训项目一	训练婴幼儿粗大动作能力	1. 训练动作技能要循序渐进，不可操之过急。 2. 选择的训练项目要适合婴儿的年龄特点。 3. 粗大动作训练时要注意上下肢同时进行刺激。 4. 粗大动作训练应做到时间短、次数多。 5. 训练粗大动作时要关注婴幼儿的情绪和表情，育婴员随时用表情和语言跟婴幼儿沟通
实训项目二	训练婴幼儿精细动作能力	1. 婴幼儿精细动作练习要注重训练的过程对大脑发育的作用，不要过分追求技能的结果。 2. 婴幼儿精细动作练习要结合日常生活进行，做到生活化、具体化、游戏化。 3. 婴幼儿精细动作练习要注意手的卫生，结束时要及时洗手，预防铅中毒
实训项目三	训练婴幼儿听和说能力	1. 在指认活动中练习听说，指认的内容是婴幼儿日常生活中常见的事物。 2. 同一时间内指认的物品不能太多，每次1种，当婴幼儿认识了再更换另一种。 3. 指认一种物品要反复多次，才能进行大脑神经连接，建立永久记忆。 4. 为婴幼儿选择的儿歌故事内容应是婴幼儿生活中经历的内容，容易理解。 5. 为婴幼儿讲故事、念儿歌每次最好固定内容，不宜频繁更换。 6. 为婴幼儿讲故事、念儿歌时，最好配有卡片或图书，而且应当让婴幼儿自己拿着卡片和书，使之真正成为阅读的主人
实训项目四	指导婴幼儿认知活动	1. 挑选婴儿最感兴趣的东西激发好奇心，让婴儿多说、多听、多看、多摸、多动。 2. 适度帮助，尽量不给答案。 3. 要一件一件地教，避免混淆。 4. 多次重复，强化记忆。 5. 使用简洁、正规的语言。 6. 对同一类东西要提供不同的样品。 7. 认知能力要注重训练过程，不要过分追求训练结果

实训项目一　训练婴幼儿粗大动作能力

实训案例1——训练婴儿抬头

❖ 学习目标

序　号	技能点分解	技　能　要　求
1	掌握为婴儿进行抬头游戏的时间和穿着	1. 两次喂奶中间，婴儿处于觉醒状态时。 2. 将婴儿放置硬床板上
2	掌握为婴儿进行抬头游戏的方法	1. 让婴儿俯卧，轻轻抚摩婴儿背部。 2. 用摇铃引逗婴儿抬头，并左右侧转动

❖ **操作重点**

（1）本项目适合年龄 1～3 个月的婴儿。

（2）掌握为婴儿进行抬头游戏的时间和穿着。

（3）掌握为婴儿进行抬头游戏的方法。

❖ **操作难点**

（1）游戏过程要和婴儿语言交流。

（2）动作轻柔、语言亲切。

❖ **操作材料**

操作材料包括：婴儿垫 1 个；娃娃模型 1 个；摇铃 1 个。

❖ **操作要领**

（1）育婴员和婴儿面对面，把婴儿俯卧在婴儿垫上，用手轻轻抚摩婴儿背部，和婴儿轻声地说话（图 1.3.1）。

（2）用摇铃引逗婴儿抬头，并左右侧转动（图 1.3.2）。

（3）抬头训练一会儿，要抱起婴儿休息或躺着休息（图 1.3.3）。

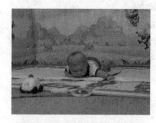 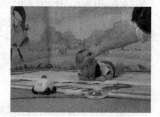 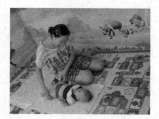

图 1.3.1　和婴儿轻声说话　　图 1.3.2　引婴儿抬头　　图 1.3.3　训练一会,休息一会

实训案例2——训练婴儿翻身游戏

❖ **学习目标**

序　号	技能点分解	技　能　要　求
1	掌握为婴儿进行翻身游戏的时间和穿着	1. 两次喂奶中间，婴儿处于觉醒状态时。 2. 将婴儿放置硬床板上，取仰卧位，衣服不要太厚

（续）

序　号	技能点分解	技能要求
2	掌握为婴儿进行翻身游戏的方法	1. 把婴儿左腿放在右腿上，以左手握婴儿左手，右手轻轻刺激婴儿背部，边做动作边念儿歌"滚滚滚，滚糖球，滚到右边去"使婴儿被动向右翻身。 2. 用同样的方法进行相反方向的训练

❖ **操作重点**

（1）本项目适合年龄 2～3 个月的婴儿。

（2）掌握为婴儿进行翻身游戏的时间和穿着。

（3）掌握为婴儿进行翻身游戏的方法。

❖ **操作难点**

（1）游戏过程要和婴儿眼神交流。

（2）动作轻柔、语言亲切。

❖ **操作材料**

操作材料包括：婴儿垫 1 个；娃娃模型 1 个。

❖ **操作要领**

（1）育婴员和婴儿面对面，把婴儿左腿放在右腿上，育婴员的左手握婴儿左手，右手轻轻刺激婴儿背部，进行摇晃。让婴儿体验摇晃的感觉（图 1.3.4）。

（2）当儿歌念到"滚到右边去"时，刺激婴儿背部的右手稍加用力使婴儿被动向右翻身（图 1.3.5）。

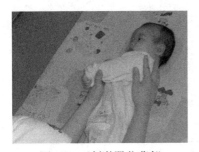

图 1.3.4　刺激婴儿背部

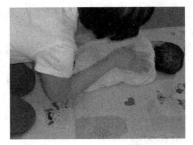

图 1.3.5　向右翻

（3）育婴员和婴儿面对面，把婴儿右腿放在左腿上，以右手握婴儿右手，左手轻轻刺激婴儿背部，进行摇晃。让婴儿体验摇晃的感觉（图 1.3.6）。

（4）当儿歌念到"滚到左边去"时，刺激婴儿背部的左手稍加用力使婴儿被动向左翻身（图 1.3.7）。

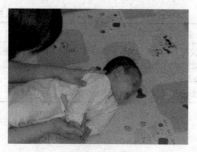 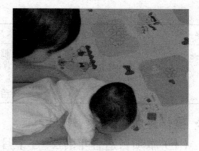

图 1.3.6　摇晃　　　　　　　　　　　图 1.3.7　向左被动翻身

实训案例3——训练婴儿拉坐游戏

❖ **学习目标**

序　号	技能点分解	技　能　要　求
1	掌握为婴儿进行拉坐游戏的时间和穿着	1. 当婴儿处于觉醒状态、情绪好时。 2. 将婴儿放置硬床板上，取仰卧位，衣服不要太厚
2	掌握为婴儿进行拉坐游戏的方法	1. 育婴员保持两腿伸直并拢坐姿，婴儿和育婴员面对面，婴儿仰卧在育婴员腿上，育婴员的双手分别握住婴儿的双手。 2. 育婴员和婴儿眼神对视，边念儿歌边做动作

❖ **操作重点**

（1）本项目适合年龄5～6个月的婴儿。

（2）掌握为婴儿进行拉坐游戏的时间和穿着。

（3）掌握为婴儿进行拉坐游戏的方法。

❖ **操作难点**

（1）游戏过程要和婴儿进行眼神交流。

（2）动作要轻柔、语言缓慢有节奏。

❖ **操作材料**

操作材料包括：婴儿垫1个；娃娃模型1个。

❖ **操作要领**

（1）育婴员取坐位，婴儿和育婴员面对面，婴儿仰卧在垫子上，育婴员的双手分别握住婴儿的双手。

（2）育婴员和婴儿眼神对视，轻轻呼唤婴儿的名字（图1.3.8）。

（3）育婴员边念儿歌边做动作："拉大锯，扯大锯，外婆家，看大戏。爸爸去，妈妈去，宝宝也要去。"第一句将婴儿拉起，第二句将婴儿放下，以此类推，念到最后一句时，育婴员慢慢把婴儿平躺（图 1.3.9）。

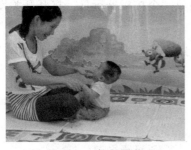 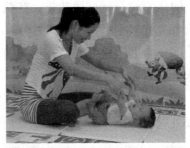

图 1.3.8　拉起婴儿　　　　　　　　　图 1.3.9　放下婴儿

（4）婴儿在仰卧位时育婴员握住婴儿的手，将其拉坐起来，注意让婴儿自己用力，育婴员仅用很小的力，以后逐渐减力或仅握住大人的手指拉坐起来，婴儿的头能伸直，不向前倾。

实训案例4——训练婴儿爬行游戏

❖ 学习目标

序　号	技能点分解	技　能　要　求
1	掌握为婴儿进行俯卧、抵足匍行游戏的准备	1. 铺好婴儿爬行软垫。 2. 电动爬行娃娃。 3. 准备 1 个逗引婴儿发声发光的玩具
2	掌握为婴儿进行俯卧、抵足匍行游戏的方法	1. 在婴儿正前方 3 米左右的地垫上放一个发声发光的玩具。 2. 将婴儿俯卧，胸部离床，身体重心落在手上。 3. 育婴员用手抵住足底，促进婴儿出现匍行。 4. 当婴儿匍行到目标时，要及时用语言和动作奖励婴儿

❖ 操作重点

（1）本项目适合年龄6～8个月。

（2）掌握为婴儿进行俯卧、抵足匍行游戏的准备工作。

（3）掌握为婴儿进行俯卧、抵足匍行游戏的方法。

❖ 操作难点

（1）游戏过程要能调动婴儿参与游戏的积极性。

（2）当婴儿获得成功时要及时用语言、动作奖励婴儿。

❖ 操作材料

操作材料包括：婴儿爬行垫 1 个；电动爬行娃娃 1 个；按拨器玩具 1 个。

❖ **操作要领**

（1）育婴员铺好游戏垫，在垫子的一头放一个按拨器玩具，打开开关发出声音和亮光吸引婴儿（图1.3.10）。

（2）育婴员抱婴儿趴在垫子的另一头，蹲在玩具方向，呼唤婴儿名字，鼓励婴儿爬过来。

（3）如果婴儿爬行有困难，育婴员在婴儿身后用手掌顶住婴儿的脚掌，辅助婴儿爬行（图1.3.11）。

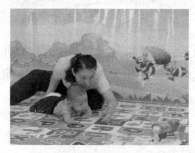 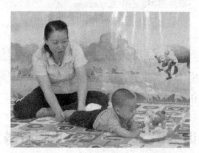

图1.3.10　吸引婴儿注意力　　　　　图1.3.11　手掌抵住婴儿足底

（4）当婴儿爬到目标时，要让婴儿玩一会儿玩具，育婴员同时要用手抚摸婴儿的头和背作为奖励。

（5）当婴儿有爬行意识时，可以用电动爬行娃娃引逗婴儿爬行追逐。

实训案例5——训练婴儿行走游戏

❖ **学习目标**

序　号	技能点分解	技　能　要　求
1	掌握为婴儿进行行走游戏的准备	1. 铺好婴儿游戏垫。 2. 准备1个动物小推车
2	掌握为婴儿进行行走游戏的方法	1. 让婴儿扶着推车的扶手，边推车边走。 2. 让婴儿在育婴员与家长之间走过来，再走过去。 3. 用玩具在距离婴儿几步远的地方逗引婴儿前进

❖ **操作重点**

（1）本项目适合年龄10～12个月婴儿。

（2）掌握为婴儿进行行走游戏的准备工作。

（3）掌握为婴儿进行行走游戏的方法。

❖ **操作难点**

（1）育婴员要在旁边保护婴儿，及时用于语言鼓励婴儿。

（2）游戏过程要能调动婴儿参与游戏的积极性。

（3）当婴儿获得成功时要及时用动作奖励婴儿，使其体验成功的喜悦。

❖ **操作材料**

操作材料包括：婴儿游戏垫 1 个；电动走路娃娃 1 个；动物小推车 1 个；电动发光发亮玩具 1 个。

❖ **操作要领**

（1）育婴员铺好游戏垫，提供动物小推车，让婴儿扶着推车的扶手，边推车边走。育婴员要跟在旁边保护婴儿，及时用于语言鼓励婴儿（图 1.3.12）。

（2）育婴员与家长对面站立，让婴儿在育婴员与家长之间走过来，再走过去。育婴员与家长之间的距离是婴儿行走能力的范围（图 1.3.13）。

（3）用玩具在距离婴儿几步远的地方逗引婴儿前进，当婴儿走到玩具处，要让婴儿玩玩具，体验成功的喜悦（图 1.3.14）

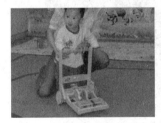 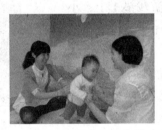 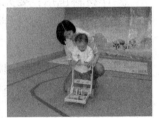

图 1.3.12　婴儿扶着车　　　图 1.3.13　婴儿走向家长　　　图 1.3.14　鼓励婴儿前行

实训项目二　训练婴幼儿精细动作能力

实训案例1——训练婴儿倒手、对击动作

❖ **学习目标**

序　号	技能点分解	技　能　要　求
1	掌握为婴儿进行倒手、对击动作训练的准备	1. 铺好婴儿游戏软垫。 2. 准备 4 个小沙锤玩具

（续）

序　号	技能点分解	技　能　要　求
2	掌握为婴儿进行倒手、对击动作训练的方法	1. 育婴员和婴儿面对面坐在地垫上。 2. 育婴员递给婴儿一个小沙锤，同时说："宝宝拿"。 3. 从婴儿拿玩具这一侧再递玩具，说："宝宝再拿"，刺激婴儿将手中玩具倒手后，再接另一个玩具。 4. 育婴员示范对击小沙锤，边示范边说："敲敲敲"，让婴儿模仿对击动作

❖ **操作重点**

（1）本项目适合年龄 6~8 个月婴儿。

（2）掌握为婴儿进行倒手、对击动作训练的准备。

（3）掌握为婴儿进行倒手、对击动作训练的方法。

❖ **操作难点**

（1）游戏之前要和婴儿逗乐，消除陌生感。

（2）要用儿语的声调和婴儿说话。

❖ **操作材料**

操作材料包括：婴儿游戏垫 1 个；小沙锤 1 个；大号塑料娃娃 1 个。

❖ **操作要领**

（1）育婴员和婴儿面对面坐在地垫上，递给婴儿一个小沙锤，同时说"宝宝拿"（图 1.3.15）。

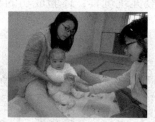

图 1.3.15　递沙锤

（2）育婴员从婴儿拿玩具这一侧再递玩具，说"宝宝再拿"，刺激婴儿将手中玩具倒手后，再接另一个玩具（图 1.3.16）。

（3）育婴员示范对击小沙锤，边示范边说"敲敲敲"，让婴儿模仿对击动作（图 1.3.17）。

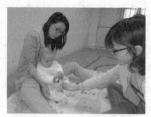

图 1.3.16　递另一个玩具

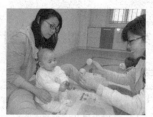

图 1.3.17　示范

本案例详见情景模拟：7 个月婴儿倒手、对击动作训练。

实训案例2——训练婴儿松手投入动作

❖ **学习目标**

序　号	技能点分解	技　能　要　求
1	掌握为婴儿进行松手投入动作训练的准备	1. 铺好婴儿游戏软垫。 2. 准备捏响小动物玩具若干个，塑料小盆2个
2	掌握为婴儿进行松手投入动作训练的方法	1. 育婴员和婴儿面对面坐在地垫上。 2. 育婴员出示装有小动物的小盆，逐一介绍小动物的名称，指着盆说这是小动物的家。 3. 育婴员说"小动物要搬家啦！"示范将动物从一个盆子搬到另一个盆子。 4. 育婴员鼓励婴儿给小动物搬家

❖ **操作重点**

（1）本项目适合年龄10～12个月的婴儿。

（2）掌握为婴儿进行松手投入动作训练的准备。

（3）掌握为婴儿进行松手投入动作训练的方法。

❖ **操作难点**

（1）游戏之前要和婴儿逗乐，消除陌生感。

（2）要用儿语的声调和婴儿说话。

❖ **操作材料**

操作材料包括：婴儿游戏垫1个；捏响小动物6个；大号塑料娃娃1个；大塑料盆2个。

❖ **操作要领**

（1）育婴员和婴儿面对面坐在地垫上，出示装有小动物的小盆，逐一介绍小动物的名称，指着盆说这是小动物的家（图1.3.18）。

（2）育婴员说"小动物要搬家啦！"示范将动物从一个盆子搬到另一个盆子（图1.3.19）。

（3）育婴师鼓励婴儿给小动物搬家（图1.3.20）。

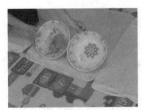 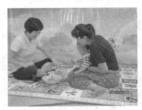 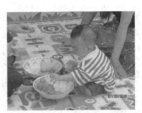

图1.3.18　小动物搬家　　　　图1.3.19　演示　　　　图1.3.20　婴儿操作

实训案例3——训练婴儿套圈动作

❖ **学习目标**

序 号	技能点分解	技 能 要 求
1	掌握为婴儿进行"套圈"游戏的准备	1. 铺好婴儿游戏软垫。 2. 准备 1 个彩色套塔玩具
2	掌握为婴儿进行"套圈"游戏的方法	1. 育婴员和婴儿面对面坐在地垫上。 2. 育婴员示范将套圈一个一个地拿出柱子,再一个一个地将套圈套进柱子。 3. 育婴员鼓励婴儿将套圈一个一个地拿出柱子,再由育婴员按大小的顺序将套圈逐个递给婴儿,让婴儿一个一个地将套圈套进柱子。 4. 育婴员奖励婴儿

❖ **操作重点**

（1）本项目适合年龄 13～15 个月。

（2）掌握为婴儿进行"套圈"游戏的准备。

（3）掌握为婴儿进行"套圈"游戏的方法。

❖ **操作难点**

（1）示范的动作要夸张。

（2）操作时套圈要有序排列。

❖ **操作材料**

操作材料包括：婴儿游戏垫 1 个；彩色套塔 1 个；大号塑料娃娃 1 个。

❖ **操作要领**

（1）育婴员和婴儿面对面坐在地垫上，示范将套圈一个一个地拿出柱子，再一个一个地将套圈套进柱子（图 1.3.21）。

（2）育婴员鼓励婴儿将套圈一个一个地拿出柱子，再由育婴员按大小的顺序将套圈逐个递给婴儿，让婴儿一个一个地将套圈套进柱子（图 1.3.22）。

（3）当婴儿成功时，育婴员要及时奖励婴儿（图 1.3.23）。

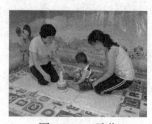 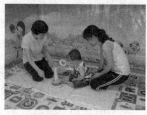 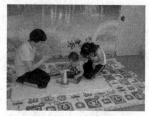

图 1.3.21 示范　　　　图 1.3.22 鼓励婴儿操作　　　图 1.3.23 鼓励婴儿

实训案例4——训练婴儿串动作

❖ **学习目标**

序　号	技能点分解	技　能　要　求
1	掌握为婴儿进行"虫吃苹果"游戏的准备	1. 铺好婴儿游戏软垫。 2. 准备虫吃苹果玩具，每人一个
2	掌握为婴儿进行"虫吃苹果"游戏的方法	1. 育婴员和婴儿面对面坐在地垫上。育婴员出示"虫吃苹果"玩具，说"小青虫想吃苹果，请你帮个忙"。 2. 育婴员示范将"虫子"穿过苹果的动作。 3. 育婴员鼓励婴儿自己穿，在婴儿换手拉线时育婴员用食指顶住针的末端，不让其滑下，确保婴儿成功。 4. 育婴员奖励婴儿

❖ **操作重点**

（1）本项目适合年龄20～24个月。

（2）掌握为婴儿进行"虫吃苹果"游戏的准备。

（3）掌握为婴儿进行"虫吃苹果"游戏的方法。

❖ **操作难点**

（1）用游戏的口吻进行示范。

（2）示范动作要慢，让婴儿看得清。

❖ **操作材料**

操作材料包括：婴儿游戏垫1个；虫吃苹果玩具1个；大号塑料娃娃1个。

❖ **操作要领**

（1）育婴员和婴儿面对面坐在地垫上，育婴员出示"虫吃苹果"玩具，说"小青虫想吃苹果，请你帮个忙"（图1.3.24）。

（2）育婴员示范将"虫子"穿过苹果的动作（图1.3.25）。

（3）育婴员鼓励婴儿自己穿，在婴儿换手拉线时育婴员用食指顶住针的末端，不让其滑下，确保婴儿成功（图1.3.26）。

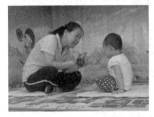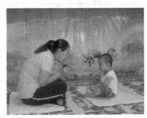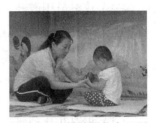

图1.3.24　介绍玩具　　　图1.3.25　示范　　　图1.3.26　鼓励婴儿自己玩

（4）当婴儿成功时，育婴员要及时奖励婴儿。

实训案例5——训练婴儿二指捏动作

❖ **学习目标**

序　号	技能点分解	技　能　要　求
1	掌握为婴儿进行"家畜小抓手板"游戏的准备	1. 铺好婴儿游戏软垫 2. 准备家畜小抓手板，每人一片
2	掌握为婴儿进行"家畜小抓手板"游戏的方法	1. 育婴员和婴儿面对面坐在地垫上。育婴员指着板上的图，让婴儿说出家畜的名称 2. 育婴员用游戏口吻示范。让婴儿请小动物出来玩，边拿边说"请某某动物出来玩"，把小动物放到板的外面 3. 育婴员说："天黑了请小动物回家"，让婴儿摆放嵌板，边放边说"请某某动物回家" 4. 育婴员奖励婴儿

❖ **操作重点**

（1）本项目适合年龄20～24个月的幼儿。

（2）掌握为婴儿进行"家畜小抓手板"游戏的准备。

（3）掌握为婴儿进行"家畜小抓手板"游戏的方法。

❖ **操作难点**

（1）用游戏的口吻进行示范。

（2）示范动作要慢，突出二指捏的动作，让婴儿看清楚。

❖ **操作材料**

操作材料包括：婴儿游戏垫1个；家畜小爪手板1片；大号塑料娃娃1个。

❖ **操作要领**

（1）育婴员和婴儿面对面坐在地垫上，育婴员指着板上的图，让婴儿说出家畜的名称（图1.3.27）。

（2）育婴员用游戏口吻示范。让婴儿请小动物出来玩，边拿边说"请某某动物出来玩"，鼓励婴儿用二指捏把小动物放到板的外面（图1.3.28）。

（3）育婴员说"天黑了请小动物回家"，让婴儿摆放嵌板，边放边说"请某某动物回家"。鼓励婴儿用二指捏着小动物放到板的对应的位子（图1.3.29）。

（4）当婴儿成功时，育婴员要及时奖励婴儿（图1.3.30）。

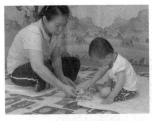

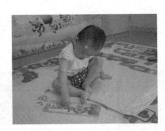

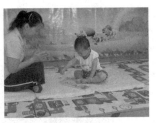

图 1.3.28　　　　　　　　图 1.3.29　　　　　　　　图 1.3.30

实训项目三　训练婴幼儿听和说能力

实训案例1——训练婴儿发音

❖ **学习目标**

序　号	技能点分解	技　能　要　求
1	掌握为婴儿进行"模仿面部表情"游戏的准备	1. 铺好婴儿游戏软垫。 2. 婴儿仰卧在游戏软垫上
2	掌握为婴儿进行"模仿面部表情"游戏的方法	1. 育婴员俯身与婴儿面对面，距离20厘米。 2. 育婴员反复做张口、闭口动作并发"啊"的音，引发婴儿的注意和模仿。 3. 育婴员反复做噘嘴的动作及发"呜"的音，引发婴儿的注意和模仿。 4. 育婴员反复做露齿、圆唇的动作及发"衣"的音，引发婴儿的注意和模仿

❖ **操作重点**

（1）本项目适合年龄1～3个月的婴儿。

（2）掌握为婴儿进行"模仿面部表情"游戏的准备。

（3）掌握为婴儿进行"模仿面部表情"游戏的方法。

❖ **操作难点**

（1）游戏前要先逗乐，引发婴儿的兴趣。

（2）示范动作要慢，让婴儿看清楚。

❖ **操作材料**

操作材料包括：婴儿游戏垫1个；大号塑料娃娃1个。

❖ **操作要领**

（1）育婴员俯身与婴儿面对面，距离20厘米（图1.3.31）。

（2）育婴员反复做张口、闭口动作并发"啊"的音，引发婴儿的注意和模仿（图1.3.32）。

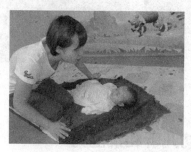
图1.3.31　与婴儿面对面

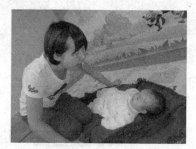
图1.3.32　示范"啊"音

（3）育婴员反复做噘嘴的动作及发"呜"的音，引发婴儿的注意和模仿（图1.3.33）。

（4）育婴员反复做露齿、圆唇的动作及发"衣"的音，引发婴儿的注意和模仿（图1.3.34）。

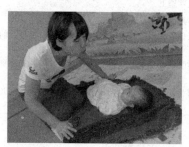
图1.3.33　示范"呜"音

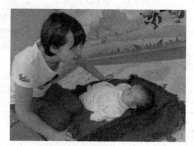
图1.3.34　示范"衣"音

实训案例2——训练婴儿视听结合

❖ 学习目标

序　号	技能点分解	技　能　要　求
1	掌握婴儿进行"播放卡片"游戏的准备	1. 水果卡片1盒。 2. 婴儿坐在婴儿靠椅上
2	掌握为婴儿进行"播放卡片"游戏的方法	1. 育婴员与婴儿面对面，距离30厘米。 2. 育婴员将卡片放在脸的左侧，与口腔平行，用缓慢的速度播放卡片。 3. 育婴员每张卡片播放的次数以婴儿视线离开之前为准，当婴儿的视线即将离开卡片之前，更换第2张卡片

❖ **操作重点**

（1）本项目适合年龄6～12个月的婴儿。

（2）掌握为婴儿进行"播放卡片"游戏的准备。

（3）掌握为婴儿进行"播放卡片"游戏的方法。

❖ **操作难点**

（1）游戏前要先逗乐，引发婴儿的兴趣。

（2）播放卡片时要注视婴儿的眼睛。

❖ **操作材料**

操作材料包括：婴儿游戏垫1个；大号塑料娃娃1个；水果卡片1盒。

❖ **操作要领**

（1）育婴员与婴儿面对面，距离30厘米。

（2）育婴员将卡片放在自己面部右侧，与口腔平行，用缓慢的速度播放卡片（图1.3.35）。

（3）育婴员每张卡片播放的次数以婴儿视线离开之前为准，当婴儿的视线即将离开卡片之前，更换第2张卡片（图1.3.36）。

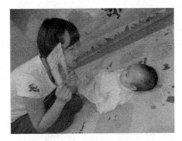
图1.3.35 卡片放在右侧

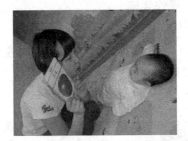
图1.3.36 更换卡片

（4）育婴员每次播放2～3张的卡片。时间以婴儿感兴趣、不疲劳为准。

（5）可以循环往复，每周播放相同的卡片。

实训案例3——训练婴儿指认

❖ **学习目标**

序　号	技能点分解	技　能　要　求
1	掌握为婴儿进行"指认"游戏的准备	1. 婴儿游戏垫。 2. 水果卡片1盒，一式两份，一份贴在教室四周的墙上，卡片之间的距离1米。另一份育婴员播放用

（续）

序　号	技能点分解	技　能　要　求
2	掌握为婴儿进行"指认"游戏的方法	1. 育婴员与婴儿面对面坐在垫子上，距离30厘米。 2. 育婴员将卡片放在脸的左侧，与口腔平行，用缓慢的速度播放卡片。 3. 育婴员带领婴儿在教室墙上找卡片，找到一张育婴员就说出名称。 4. 育婴员说名称，让婴儿在教室的墙上指认

❖ **操作重点**

（1）本项目适合年龄15～20个月的婴幼儿。

（2）掌握为婴儿进行"指认"游戏的准备。

（3）掌握为婴儿进行"指认"游戏的方法。

❖ **操作难点**

（1）游戏前要先逗乐，引发婴儿的兴趣。

（2）游戏时育婴员要有耐心。

❖ **操作材料**

操作材料包括：婴儿游戏垫1个；大号塑料娃娃1个；水果卡片2盒。

❖ **操作要领**

（1）育婴员与婴幼儿面对面坐在垫子上，距离30厘米。

（2）育婴员将卡片放在脸的左侧，与口腔平行，用缓慢的速度展示卡片。育婴员每次展示2～3张的卡片。时间以婴幼儿感兴趣、不疲劳为准（图1.3.37～图1.3.39）。

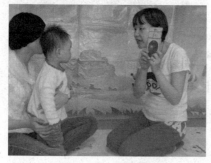
图1.3.37　出示卡片

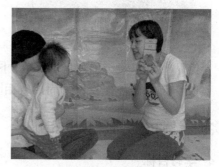
图1.3.38　更换卡片

（3）育婴员将卡片排在婴幼儿面前，说名称让婴幼儿指认（图1.3.40）。

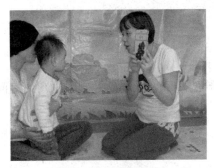
图 1.3.39 更换卡片

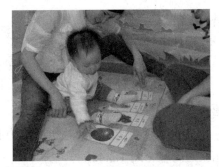
图 1.3.40 指认图片

实训案例4——训练婴儿念儿歌

❖ **学习目标**

序 号	技能点分解	技 能 要 求
1	掌握为婴儿进行"念儿歌"游戏的准备	1. 婴儿游戏垫。 2.《婴幼儿快乐阅读图谱》书 A 级第一册
2	掌握为婴儿进行"念儿歌"游戏的方法	1. 育婴员与婴幼儿面对面坐在小椅子上。 2. 育婴员打开图谱书的总图，放在脸的左侧，让婴幼儿观察总图回答问题，理解图意。 3. 育婴员让婴幼儿边听儿歌边看图，进行口语和图的联系，进一步理解儿歌的内容。 4. 让婴幼儿把听到的儿歌念出来，模仿用儿歌表达图意。 5. 育婴员打开图谱，念一句儿歌，让婴幼儿用手指出对应的图谱，学习阅读的方法。 6. 育婴员和婴幼儿一起点读图谱念儿歌。 7. 让婴幼儿边念儿歌边表演动作，对儿歌内容通过动作达到内化的目的

❖ **操作重点**

（1）本项目适合年龄 24～36 个月的幼儿。

（2）掌握为婴儿进行"念儿歌"游戏的准备。

（3）掌握为婴儿进行"念儿歌"游戏的方法。

❖ **操作难点**

（1）激发婴幼儿的阅读兴趣。

（2）鼓励婴幼儿大声地朗读和大胆地表演。

❖ **操作材料**

操作材料包括：婴儿桌椅 1 套；大号塑料娃娃 1 个；《婴幼儿快乐阅读图

谱》A级第一册1本。

❖ 操作要领

（1）育婴员与婴幼儿面对面坐在小椅子上。

（2）育婴员打开图谱书的总图，放在脸的左侧，让婴幼儿观察总图回答问题，理解图意（图1.3.41）。

（3）育婴员让婴幼儿边听儿歌边看图，进行口语和图的联系，进一步理解儿歌的内容（图1.3.42）。

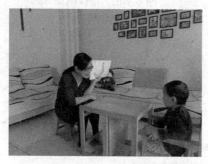 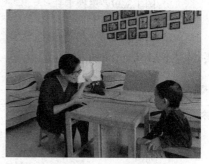

图1.3.41　出示图片　　　　　　　　　图1.3.42　口语和图片联系

（4）让婴幼儿把听到的儿歌念出来，模仿用儿歌表达图意（图1.3.43）。

（5）育婴员打开图谱，念一句儿歌，让婴幼儿用手指出对应的图谱。学习阅读的方法（图1.3.44）。

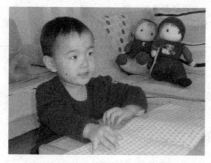 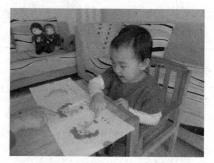

图1.3.43　婴幼儿念儿歌　　　　　　　图1.3.44　婴幼儿指示图谱

（6）育婴员和婴幼儿一起点读图谱念儿歌（图1.3.45）

（7）让婴幼儿边念儿歌边表演动作，对儿歌内容通过动作达到内化的目的（图1.3.46）。

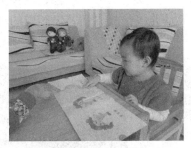

图 1.3.45　点读图谱

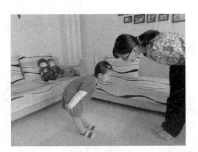

图 1.3.46　表演动作

实训案例5——训练婴儿听故事

❖ **学习目标**

序　号	技能点分解	技　能　要　求
1	能为婴幼儿选择合适的故事内容	1. 婴儿游戏垫。 2. 应选择婴幼儿生活中经历的内容，容易理解的、画面单一简单、每页的语言只有一句话的故事书
2	掌握为婴幼儿讲故事方法	1. 育婴员与婴幼儿面对面坐在垫子上，距离 50 厘米。 2. 育婴员让婴幼儿欣赏故事书的封面，引发听故事的欲望。 3. 婴幼儿翻书，育婴员有表情地讲述故事。 4. 育婴员第二遍讲述故事时，可以让婴幼儿模仿故事情节做相应的动作或表情

❖ **操作重点**

（1）本项目适合年龄 24～36 个月的幼儿。

（2）能为婴幼儿选择合适的故事内容。

（3）掌握为婴幼儿讲故事方法。

❖ **操作难点**

（1）育婴员讲述故事要有表情，能激发婴幼儿听故事的兴趣。

（2）为婴幼儿讲故事每次最好固定内容，不宜频繁更换，要等婴幼儿熟练掌握故事情节和语言后，才能更换新的故事。

❖ **操作材料**

操作材料包括：婴儿桌椅 1 套；大号塑料娃娃 1 个；婴幼儿故事书 1 本。

❖ **操作要领**

（1）育婴员与婴幼儿面对面，距离 50 厘米。

（2）育婴员让婴幼儿欣赏故事书的封面，引发听故事的欲望（图 1.3.47）。

（3）婴幼儿翻书，育婴员有表情地讲述故事（图 1.3.48）。

（4）育婴员第二遍讲述故事时，可以让婴幼儿模仿故事情节做相应的动作或表情（图 1.3.49）。

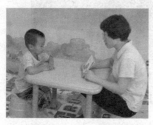
图 1.3.47　欣赏封面

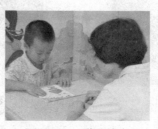
图 1.3.48　讲述故事

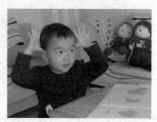
图 1.3.49　婴幼儿模仿

实训项目四　指导婴幼儿认知活动

实训案例1——训练婴儿视觉听觉的统合

❖ **学习目标**

序　号	技能点分解	技　能　要　求
1	掌握为婴儿进行非生物视听定向的方法	1. 育婴员在距婴儿眼睛 20～25 厘米处，将彩色带响的玩具摇响，引起婴儿的注视。 2. 边摇边缓慢移动，使婴儿的视线随玩具移动
2	掌握为婴儿进行生物视听定向的方法	1. 育婴员和婴儿面对面，逗引婴儿，使其注视育婴员的脸。 2. 边呼喊婴儿名字，边移动脸，使婴儿随育婴员的脸和声音移动

❖ **操作重点**

（1）本项目适合年龄 1～3 个月的婴儿。

（2）掌握为婴儿进行非生物视听定向的方法。

（3）掌握为婴儿进行生物视听定向的方法。

❖ **操作难点**

（1）游戏前要先逗乐，引发婴儿的兴趣。

（2）当婴儿出现注视行为时才能进行视听定向训练。

❖ **操作材料**

操作材料包括：婴儿游戏垫 1 个；大号塑料娃娃 1 个；彩色摇铃 1 个。

❖ **操作要领**

（1）育婴员在距婴儿眼睛 20～25 厘米处，将彩色带响的玩具摇响，引起婴儿的注视（图 1.3.50）。

（2）边摇边缓慢移动，使婴儿的视线随玩具移动（图 1.3.51）。

（3）育婴员和婴儿面对面，逗引婴儿，使其注视育婴员的脸（图 1.3.52）。

（4）边呼喊婴儿名字，边移动脸，使婴儿随育婴员的脸和声音移动（图 1.3.53）。

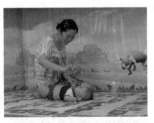

图 1.3.50 引起婴儿注意

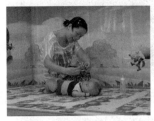

图 1.3.51 移动玩具

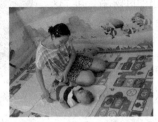

图 1.3.52 逗引婴儿

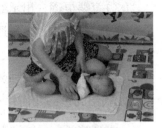

图 1.3.53 吸引婴儿注意

实训案例2——训练婴儿对颜色认知

❖ **学习目标**

序　号	技能点分解	技　能　要　求
1	掌握为婴幼儿进行认识红色训练的准备	1. 游戏垫 1 块。 2. 红色的玩具、物品若干个，创造认识颜色的环境。 3. 各种颜色的几何片 1 盘
2	掌握为婴幼儿进行认识红色的训练方法	1. 育婴员与婴幼儿面对面坐在垫子上，距离 50 厘米。 2. 育婴员逐一出示红色的物品，说"这是红色"。 3. 育婴员逐一出示红色的物品，问"这是什么颜色"？让婴幼儿逐一说出红色。 4. 育婴员出示各种颜色的几何片一盘。让婴幼儿找出红色的几何片

❖ **操作重点**

（1）本项目适合年龄 20～24 个月的幼儿。

（2）掌握为幼儿进行认识红色训练的准备。

（3）掌握为幼儿进行认识红色的训练方法。

❖ **操作难点**

（1）要提供多种红色的不同物品，才能建立"红色"的概念。

（2）要等幼儿熟练掌握一种颜色后，才能更换新的认识颜色。

❖ **操作材料**

操作材料包括：婴儿游戏垫 1 个；各种红色物品若干个；大号塑料娃娃 1 个；各种颜色几何片 1 盘。

❖ **操作要领**

（1）育婴员与幼儿面对面坐在垫子上，距离 50 厘米。

（2）育婴员逐一出示红色的物品，说"这是红色"（图 1.3.54）。

（3）育婴员逐一出示红色的物品，问"这是什么颜色？"让幼儿逐一说出红色（图 1.3.55）。

（4）育婴员出示各种颜色的几何片一盘。让幼儿找出红色的几何片（图 1.3.56）。

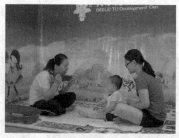

图 1.3.54 出示红色物品

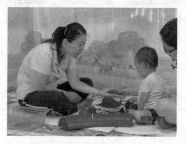

图 1.3.55 询问幼儿

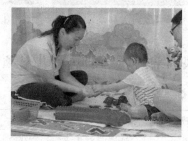

图 1.3.56 幼儿找出红色几何片

实训案例3——训练婴儿对形状认知

❖ **学习目标**

序　号	技能点分解	技　能　要　求
1	掌握为婴幼儿进行认识形状训练的准备	1. 游戏垫 1 块。 2. 挖有圆形、方形、三角形洞的纸盒各 1 个。 3. 圆形、方形、三角形的几何片 1 盘
2	掌握为婴幼儿进行认识形状的训练方法	1. 育婴员与婴幼儿面对面坐在垫子上，距离 50 厘米。 2. 让婴幼儿触摸圆形洞口，感知圆形的特征。 3. 育婴员示范将圆形板放入相应的洞穴内。 4. 育婴员先让婴幼儿拿一个圆形板，找对应的圆形孔投入。当婴幼儿放对了，育婴员要给予鼓励。 5. 育婴员出示各种形状的几何片一盘。让婴幼儿找出圆形的几何片

❖ **操作重点**

（1）本项目适合年龄 20～24 个月的幼儿。

（2）掌握为幼儿进行认识形状训练的准备。

（3）掌握为幼儿进行认识形状的训练方法。

❖ **操作难点**

（1）要提供多让幼儿触摸形状的机会，才能建立形状的概念。

（2）要等幼儿熟练掌握一种形状后，才能认识另一种形状。

❖ **操作材料**

操作材料包括：婴儿游戏垫 1 个；大号塑料娃娃 1 个；形状孔盒子 1 个；各色几何片 1 盘。

❖ **操作要领**

（1）育婴员与幼儿面对面坐在垫子上，距离 50 厘米。

（2）让幼儿触摸圆形洞口，感知圆形的特征（图 1.3.57）。

（3）育婴员示范将圆形板放入相应的洞穴内。

（4）育婴员先让幼儿拿一个圆形板，找对应的圆形孔投入。当幼儿放对了，育婴员要给予鼓励（图 1.3.58）。

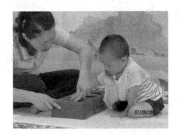
图 1.3.57 感知圆形

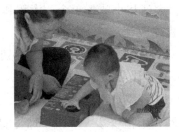
图 1.3.58 对应圆形

（5）育婴员出示各种形状的几何片一盘。让婴幼儿找出圆形的几何片。

实训案例4——训练婴儿对大小概念的认知

❖ **学习目标**

序　号	技能点分解	技　能　要　求
1	掌握为婴幼儿进行大小概念的认知训练的准备	1. 游戏垫 1 块。 2. 大饼干和小饼干各 1 块。 3. 大球和小球各 1 个。 4. 大鸭和小鸭玩具各 1 只

（续）

序　号	技能点分解	技　能　要　求
2	掌握为婴幼儿进行大小概念的认知训练的方法	1. 育婴员出示大饼干和小饼干，逐一告诉婴幼儿"这是大饼干，这是小饼干"，然后让婴幼儿听指令拿大饼干或小饼干。 2. 育婴员出示大球和小球，逐一告诉婴幼儿"这是大球，这是小球"，然后让婴幼儿听指令拿大球或小球。 3. 育婴员出示婴幼儿洗澡用的玩具鸭，告诉婴幼儿"这是大鸭，这是小鸭"，让婴幼儿听指令拿大鸭或小鸭

❖ **操作重点**

（1）本项目适合年龄 13～24 个月的幼儿。

（2）掌握为幼儿进行大小概念的认知训练的准备。

（3）掌握为幼儿进行大小概念的认知的训练方法。

❖ **操作难点**

（1）大小的概念需要在众多的相同类型不同大小物品的认识中概括出大小的概念，所以应该提供许多对大小的物体给婴幼儿感知，在长时间积累中才能理解。

（2）要反复多次。

❖ **操作材料**

操作材料包括：婴儿游戏垫 1 个；大号塑料娃娃 1 个；大饼干和小饼干各 1 块；大球和小球各 1 个；大鸭和小鸭玩具各 1 个。

❖ **操作要领**

（1）育婴员出示大饼干和小饼干，逐一告诉幼儿"这是大饼干，这是小饼干"，然后让婴幼儿听指令拿大饼干或小饼干（图 1.3.59）。

（2）育婴员出示大球和小球，逐一告诉幼儿"这是大球，这是小球"，然后让婴幼儿听指令拿大球或小球（图 1.3.60）。

（3）育婴员出示幼儿洗澡用的玩具鸭，告诉幼儿"这是大鸭，这是小鸭"，让婴幼儿听指令拿大鸭或小鸭（图 1.3.61）。

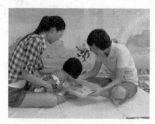　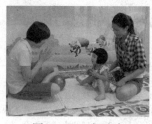　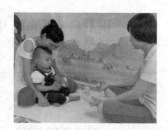

图 1.3.59　出示饼干　　　　图 1.3.60　出示球　　　　图 1.3.61　出示玩具鸭

实训案例5——训练婴儿对物体的恒常性的认知

❖ **学习目标**

序　号	技能点分解	技　能　要　求
1	掌握为婴儿进行物体的恒常性训练的准备	1. 游戏垫 1 块。 2. 彩色糖豆 1 瓶。 3. 无盖小纸盒 1 个
2	掌握为婴幼儿进行物体的恒常性训练的方法	1. 婴儿坐在游戏垫上，育婴员和婴儿面对面坐着。 2. 育婴员将五颜六色的糖豆投入透明的瓶内旋紧瓶盖。 3. 育婴员将糖豆瓶子递给婴儿玩耍。 4. 育婴员将糖豆瓶子放进小纸盒里，问婴儿"糖豆在哪里？"

❖ **操作重点**

（1）本项目适合年龄 10～12 个月的婴儿。

（2）掌握为婴儿进行物体的恒常性训练的准备。

（3）掌握为婴儿进行物体的恒常性训练的方法。

❖ **操作难点**

（1）婴儿最初只认识当前在眼前的物，不在眼前的东西认为不存在了。通过多种形式的寻找游戏，可以培养婴儿对物体存在的客观认识，形成物体的恒常性概念。

（2）还可以通过找铃铛、寻找盖着的玩具等多种方法，逐渐建立婴幼儿的物体的恒常性的概念。

❖ **操作材料**

操作材料包括：婴儿游戏垫 1 个；大号塑料娃娃 1 个；彩色糖豆 1 瓶；无盖小纸盒 1 个。

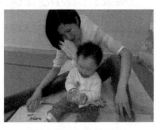

图 1.3.62 婴儿玩耍

❖ **操作要领**

（1）婴儿坐在游戏垫上，育婴员和婴儿面对面坐着。

（2）育婴员将五颜六色的糖豆投入透明的瓶内，并旋紧瓶盖。

（3）育婴员将糖豆瓶子递给婴儿玩耍（图 1.3.62）。

（4）育婴员将糖豆瓶子放进小纸盒里，问婴儿"糖豆在哪里？"（图 1.3.63）

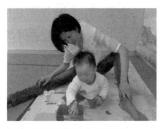

图 1.3.63 询问婴儿

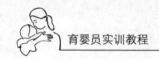

情景模拟：7个月婴儿倒手、对击动作训练

训练目的：让学员对知识进行再加工，针对训练婴儿倒手、对击动作训练的情景融入沟通进行剧本加工，形成一个仿真模拟场景，锻炼学员跟婴儿的沟通能力、操作能力。

训练方法：在掌握课本知识的基础上，然后通过角色扮演，一位扮演育婴员，一位扮演婴儿，针对本次任务，进行情景实践演练，完成本次任务。

训练举例

育婴员和婴儿面对面坐在游戏垫上。

育婴员："宝宝，给你，拿。"（育婴员将一个小沙锤递给婴儿）

婴儿：（接过小沙锤）

育婴员："宝宝再拿。"（育婴员将另一个小沙锤从婴儿已经握着小沙锤的手的方向再递给婴儿）"宝宝再拿。"（反复用语言和动作刺激）

婴儿：（用抓着小沙锤的小拇指试图勾住另一个小沙锤，没有成功）

育婴员："宝宝再拿，想办法再拿。"

婴儿：（将小沙锤换到另一只手，接住育婴员递给的另一只小沙锤）

育婴员："宝宝真棒，会倒手了。"（边鼓掌边说）

育婴员："宝宝看，敲、敲、敲。"（育婴员双手各握一个小沙锤，边说边对击小沙锤）

婴儿：（只看不做）

育婴员："敲、敲、敲。"

婴儿：（还是只看不做）

育婴员：（握着婴儿的手辅助做对击的动作）"敲、敲、敲。"

婴儿：（自主对击小沙锤）

育婴员："宝宝真棒，会敲了。"

本模块测试评价

❖ 实训指导教师对学员的综合评价表

评价项目	评价内容	评价结果	备　注
学习能力	技能训练的完成	好□　中□　差□	
	模块中相关知识的应用	好□　中□　差□	
	分析问题、解决问题的能力	好□　中□　差□	
学习态度	态度认真与否	好□　中□　差□	
	完成技能训练的主动性	好□　中□　差□	
对模块内容的掌握	掌握模块的基本技能要求	好□　中□　差□	
	重点、难点的掌握	好□　中□　差□	
	模块的综合完成情况	好□　中□　差□	
其他	遵守劳动纪律	好□　中□　差□	
	遵守操作规程	好□　中□　差□	
总评		实训指导教师签字：　　　　　　　　　年　月　日	

❖ 学员自评评价表

1. 通过本模块的学习，是否达到了您预订的学习目标？

　　□ 完全达到　　　　□ 达到　　　　□ 基本达到　　　　□ 没有达到

2. 本模块学习内容通过自学是否能够掌握？

　　□ 掌握很好　　　　□ 掌握　　　　□ 基本掌握　　　　□ 未掌握

3. 通过学习本模块内容，你是否能够独立完成技能训练？

　　□ 能独立完成　　　　□ 基本能独立完成　　　　□ 不能独立完成

4. 本模块中的重点、难点选择是否准确？

　　□ 非常准确　　　　□ 准确　　　　□ 基本准确　　　　□ 不准确

5. 本模块中的重点、难点您是否掌握？

　　□ 掌握很好　　　　□ 掌握　　　　□ 基本掌握　　　　□ 未掌握

第二部分　育婴师实训（四级）

实训模块一　生活照料

实训项目编号	实训项目名称	技 能 要 求
实训项目一	婴幼儿食品制作	1. 能制作蔬菜水。 2. 能制作果汁。 3. 能制作瓜果及根茎类蔬菜泥。 4. 能制作叶菜类蔬菜泥果泥。 5. 能制作碎末、碎块状食物
实训项目二	婴幼儿作息安排与习惯培养	1. 能够安排婴幼儿作息时间。 2. 能培养婴幼儿良好的饮食习惯。 3. 能培养婴幼儿好的睡眠习惯。 4. 能进行婴幼儿大小便习惯的训练

实训项目一　婴幼儿食品制作

实训案例1——蔬菜水的制作

❖ 学习目标

序 号	技能点分解	技 能 要 求
1	蔬菜的选择原则	1. 选择新鲜时令蔬菜。 2. 选择方便制作的原料。 3. 选择适用婴儿消化吸收的蔬菜食材
2	准备制作蔬菜水（如菠菜水）的材料及器具	洗净新鲜的蔬菜（如菠菜）、刀、煮锅、碗、料理机、过滤网
3	按步骤制作蔬菜水（如菠菜水）	1. 洗净菠菜，把菠菜切成块状。 2. 把菠菜放入沸水焯一下，捞出。 3. 把焯好水的菠菜倒入新的沸水中煮3～5分钟。 4. 将煮好的菠菜和水倒入料理机。 5. 过滤后即成菜汁

❖ **操作重点**

（1）要选用新鲜时令蔬菜做原料。

（2）叶菜类蔬菜可以少煮一会儿（3～5 分钟），根茎类蔬菜可以多煮一会儿（5～10 分钟）。

（3）由少到多添加，10～50 毫升每次，一天 1～2 次。

❖ **操作难点**

（1）叶菜类最好先焯一下，减少农药残留。

（2）煮熟的蔬菜经料理机处理后，要过滤下，滤除菜渣。

❖ **操作材料**

操作材料包括：菠菜 1 把；刀 1 把；碗 1 个；煮锅 1 个；料理机 1 个；滤网 1 个；水适量。

❖ **操作要领**

（1）菠菜几颗在清水内浸泡 20 分钟后洗净（图 2.1.1）。

（2）剔除菜根后，将菠菜切成段（图 2.1.2）。

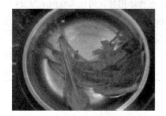 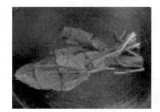

　　图 2.1.1 浸泡菠菜　　　　　　　　　　图 2.1.2 切段

（3）汤锅内倒入适量水，把菠菜倒入锅内（图 2.1.3）。

（4）水开后烧 1 分钟，把水倒掉（图 2.1.4）。

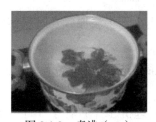 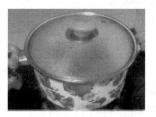

　　图 2.1.3 煮沸（一）　　　　　　　　　图 2.1.4 煮沸（二）

（5）在锅内倒入少许水烧开后，把焯好水的菠菜倒入煮 2～3 分钟（图 2.1.5）。

（6）煮好的菠菜和水倒入食品加工机（图 2.1.6）。

（7）过滤后的菜汁即可给婴幼儿饮用（图 2.1.7）。

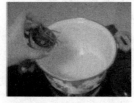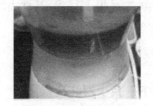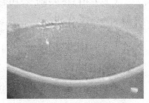

图 2.1.5　煮焯好的菠菜　图 2.1.6　将菜和水倒入食品加工机　图 2.1.7　过滤出菜汁

实训案例2——果汁的制作

❖ 学习目标

序　号	技能点分解	技　能　要　求
1	水果的选择原则	1. 选择新鲜时令水果。 2. 选择方便制作成果汁的原料。 3. 选择适用婴儿消化吸收的水果食材
2	准备制作水果汁（如橙汁）的材料及器具	洗净新鲜的橙、料理机、杯子、刀、盘子
3	按步骤制作果汁（如橙汁）	1. 洗净橙，切开，剥皮，切成块状。 2. 把块状的橙放入料理机，榨出汁，滤掉渣。 3. 根据婴幼儿的情况，按比例兑温开水

❖ 操作重点

（1）果汁要随榨随饮，否则空气中的氧会使其维生素 C 的含量迅速降低。

（2）由少到多添加，10～50 毫升每次，一天 1～2 次。果汁虽然有营养、好喝，但也要适可而止。

❖ 操作难点

（1）柑橘类水果容易引起过敏，可以考虑由少到多添加，及时观察婴幼儿食完后是否有不良反应。

（2）榨汁后，可以根据婴幼儿的情况，由稀到浓逐步喂食。

❖ 操作材料

操作材料包括：鲜橙 1～2 个；刀 1 把；料理机 1 个；杯子 1 个；盘子 1 个；温水适量。

❖ 操作要领

（1）橙子去皮去筋切小块（图 2.1.8）。

（2）将橙子倒入料理机内，加适量温开水（图 2.1.9）。

（3）通电，搅拌成汁，即可断电（图 2.1.10）。

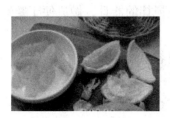 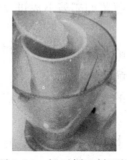 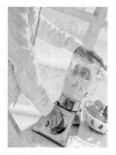

图 2.1.8　橙子去皮　　　　　图 2.1.9　橙子倒入料理机　　　图 2.1.10　搅拌成汁

（4）榨出的橙汁盛入杯子中，若 4 个月龄婴儿可滤渣后饮用（图 2.1.11）。

（5）小月龄的婴儿果汁可按 1∶1 比例兑温开水（图 2.1.12）。

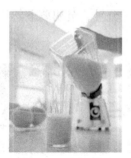 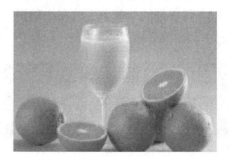

图 2.1.11　倒入杯中　　　　　　　　　图 2.1.12　制成果汁

实训案例3——制作瓜果及根茎类蔬菜泥

❖ 学习目标

序　号	技能点分解	技　能　要　求
1	蔬菜的选择原则	1. 选择新鲜时令瓜果及根茎类蔬菜。 2. 选择方便制作的原料。 3. 选择适用婴儿消化吸收的食材，如胡萝卜泥
2	准备制作瓜果及根茎类蔬菜泥（如胡萝卜）的材料及器具	洗净新鲜的胡萝卜、蒸锅、刀、碗、勺子、搅拌机
3	按步骤制作瓜果及根茎类（如胡萝卜）蔬菜泥	1. 洗净胡萝卜，把胡萝卜切成块状。 2. 把胡萝卜放进蒸锅中蒸 15 分钟，至胡萝卜熟烂。 3. 加适量温水，用搅拌机或勺子搅拌成胡萝卜泥

❖ **操作重点**

（1）选择新鲜的时令蔬菜。

（2）把瓜果及根茎类蔬菜如胡萝卜放进蒸锅中，要蒸至熟烂。

❖ **操作难点**

（1）根据婴幼儿的月龄及吞咽能力，选择相应搅拌的器具，做成便于婴幼儿食用、细腻程度适宜的胡萝卜泥。

（2）胡萝卜没有南瓜的含水量多，加一点水更容易搅拌。

❖ **操作材料**

操作材料包括：胡萝卜 1 根；刀 1 把；碗 1 个；蒸锅 1 个；搅拌机 1 个；勺子 1 把；水适量。

❖ **操作要领**

（1）把新鲜的胡萝卜洗净（图 2.1.13）。

（2）把洗净的胡萝卜去皮，切成小块（图 2.1.14）。

（3）将切好的胡萝卜丁放在小碗里，上蒸锅蒸 15 分钟，至胡萝卜熟烂（图 2.1.15）。

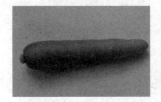 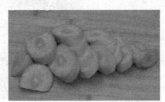 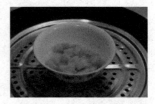

图 2.1.13 洗净胡萝卜　　　图 2.1.14 将胡萝卜切成小块　　　图 2.1.15 上蒸锅蒸熟

（4）把胡萝卜片取出来，盛在碗中（图 2.1.16）。

（5）如果是小月龄的婴幼儿，可以将蒸好的胡萝卜泥放入搅拌机中搅拌成糊状（图 2.1.17）。

（6）如果吞咽功能训练较好的婴幼儿，用小勺碾成泥即可（图 2.1.18）。

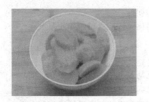 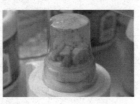 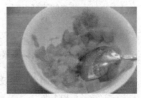

图 2.1.16 蒸熟后取出　　　图 2.1.17 搅拌胡萝卜泥　　　图 2.1.18 小勺碾成胡萝卜泥

实训案例4——制作叶菜类蔬菜泥

❖ **学习目标**

序　号	技能点分解	技　能　要　求
1	叶菜蔬菜的选择原则	1. 选择新鲜时令叶菜类蔬菜。 2. 选择方便制作的原料。 3. 选择适用婴儿消化吸收的食材如菠菜
2	准备制作叶菜类蔬菜泥（如菠菜泥）的材料及器具	洗净新鲜的菠菜、蒸锅、碗、勺子、搅拌机
3	按步骤制作叶菜类（如菠菜）蔬菜泥	1. 将菠菜摘去老叶，去茎洗净。 2. 将摘好淘洗干净的菠菜放入沸水中 2～3 分钟，焯熟。 3. 用搅拌机把切碎的菠菜叶子搅拌成菠菜泥

❖ **操作重点**

（1）选择新鲜的时令蔬菜。

（2）洗净的菠菜放入沸水焯 2～3 分钟即可，避免更多的维生素流失。

❖ **操作难点**

（1）菠菜叶宜先焯熟再切碎。

（2）切碎的菠菜放入搅拌机中，加一点水更容易搅拌。

❖ **操作材料**

操作材料包括：菠菜 1 小把；刀 1 把；碗 1 个；煮锅 1 个；搅拌机 1 个；水适量。

❖ **操作要领**

（1）选择新鲜的菠菜，把、去掉老叶，去茎、洗净（图 2.1.19）。

（2）将择好、淘洗干净的菠菜用沸水焯 2～3 分钟（图 2.1.20）。

（3）把焯熟的菠菜，放入搅拌机中搅拌成泥即可（图 2.1.21）。

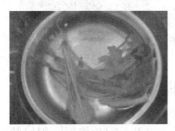 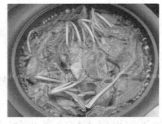 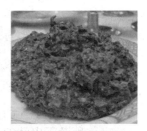

图 2.1.19　清洗菠菜　　　　图 2.1.20　沸水焯菠菜　　　　图 2.1.21　搅拌蔬菜泥

实训案例5——果泥的制作

❖ 学习目标

序　号	技能点分解	技　能　要　求
1	水果的选择原则	1. 选择新鲜时令水果。 2. 选择方便制作成果泥的原料。 3. 选择适用婴儿消化吸收的食材如苹果和香蕉
2	准备制作水果泥（如苹果）的材料及器具	洗净新鲜的水果，研磨器、滤网、削皮器、盘子
3	按步骤制作果泥（如苹果泥）	1. 洗净苹果，去皮。 2. 把苹果置于食物调理器上磨成苹果泥。 3. 将擦好的苹果泥放在滤网上用勺子轻压出汁和细腻度更高的苹果泥。 4. 如果吞咽功能训练很好的婴儿，可直接用铁质勺子在去皮的苹果上刮下果泥，即给婴儿喂食

❖ 操作重点

（1）选择新鲜的时令水果。

（2）选择比较容易制作成果泥的材料。

❖ 操作难点

（1）根据婴儿的月龄及吞咽能力，选择相应制作器具，做成便于婴儿食用、细腻度适宜的水果泥。

（2）给小月龄婴儿制作果泥时，最好去皮，避免农药残留。削皮器或汤匙要洗净消毒。

❖ 操作材料

操作材料包括：苹果 1 个；刀 1 把；削皮器 1 个；碗 1 个；研磨器 1 套；搅拌机 1 个；勺子 1 把；盘子 1 个。

❖ 操作要领

（1）准备好食物和调理器，做好器具的消毒工作（图 2.1.22）。

（2）苹果去皮，置于食物调理器上磨成苹果泥或者放入料理机搅打成果泥（图 2.1.23）

（3）将经过料理机处理的苹果泥放在滤网上用勺子轻压出汁和泥（图 2.1.24）。

（4）稍微压出汁的苹果泥可以直接给婴儿食用；如果吞咽功能训练很好的

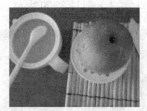

图 2.1.22　器具消毒

婴儿，可直接把刮下的果泥给婴儿喂食，不用经过滤网过滤（图 2.1.25）。

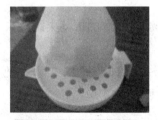 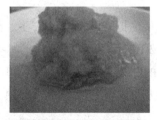 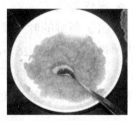

　　图 2.1.23　制作苹果泥　　　　　图 2.1.24　过滤苹果泥　　　　图 2.1.25　制作好的苹果泥

实训案例6——制作碎末、碎块状食物

❖ **学习目标**

序　号	技能点分解	技　能　要　求
1	食物的选择原则	1. 选择新鲜时令食物原料。 2. 选择方便制作的原料。 3. 选择适用婴儿消化吸收的食材
2	准备制作碎末、碎块状食物的材料及器具	洗净新鲜的食物原料、煮锅或蒸锅、碗、勺子、剪刀、刀
3	按步骤制作碎末、碎块状食物	1. 瓜果、根茎类蔬菜去皮洗净切成块状；叶菜类摘除老叶、去茎、洗净。 2. 瓜果、根茎类蔬菜放进蒸锅蒸 15 分钟，至熟烂；叶菜类蔬菜置沸水中煮 2~3 分钟，捞出。 3. 根据婴儿的吞咽和咀嚼能力，煮熟的瓜果、根茎类蔬菜用勺子、焯熟的叶菜类蔬菜可用剪刀剪成适合婴儿食用的碎末，或碎块状大小的食物

❖ **操作重点**

　　（1）选择新鲜的时令及适合婴儿消化吸收的蔬菜原料。

　　（2）瓜果、根茎类和叶菜类蔬菜的煮熟方法有区别。

❖ **操作难点**

　　（1）根据婴儿的月龄及吞咽能力，选择勺子或刀，将瓜果、蔬菜做成便于婴儿食用、粗细度适宜的碎末或碎块状蔬菜。

　　（2）瓜果、根茎类蔬菜如胡萝卜，煮熟后，若含水量较少，加一点水更容易制作成所需的碎块，方便婴儿单独食用。

❖ **操作材料**

　　操作材料包括：胡萝卜 1 根；刀 1 把；碗 1 个；蒸锅或煮锅 1 个；勺子或

剪刀1把；水适量。

❖ 操作要领

（1）新鲜的叶菜类蔬菜，把老叶摘取，去茎、洗净，新鲜的根茎类蔬菜去皮，洗净（图2.1.26、图2.1.27）。

（2）将摘好淘洗干净的叶菜类蔬菜，用沸水焯2～3分钟（图2.1.28）；把洗净的切成块状的瓜果类及根茎类蔬菜上蒸锅蒸熟（图2.1.29）。

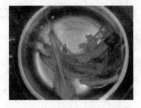 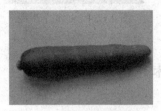 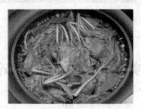

图2.1.26　清洗叶类蔬菜　　　图2.1.27　清洗根茎类蔬菜　　　图2.1.28　焯菜

（3）焯熟的叶菜类蔬菜可用剪刀，煮熟的瓜果、根茎类蔬菜用勺子，制作成适合婴儿食用的碎末或碎块状食物（图2.1.30、图2.1.31）。

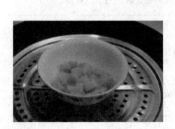 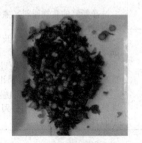 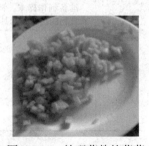

图2.1.29　蒸菜　　　图2.1.30　处理焯熟的蔬菜　　　图2.1.31　处理蒸熟的蔬菜

实训项目二　婴幼儿作息安排与习惯培养

实训案例1——婴幼儿作息安排

❖ 学习目标

序　号	技能点分解	技　能　要　求
1	安排7～12个月婴儿的生活	掌握7～12个月婴儿一日作息的安排方法
2	安排13～18个月幼儿的生活	掌握13～18个月幼儿的一日作息的安排方法

（续）

序　号	技能点分解	技　能　要　求
3	安排 19～24 个月幼儿的生活	掌握 19～24 个月幼儿的一日作息的安排方法
4	安排 25～36 个月幼儿的生活	掌握 25～36 个月幼儿的一日作息的安排方法

❖ **操作重点**

（1）按婴幼儿不同月龄生理特点进行安排。

（2）根据季节不同的特点，适当调整时间，保证婴幼儿有充分的休息时间。

❖ **操作难点**

婴幼儿身体不适时，会影响正常的作息时间，需要及时调整。

❖ **操作要领**

7～12 个月婴儿的一日作息安排参考

时　　间	生　活　安　排	时　　间	生　活　安　排
07：00—07：30	起床、喂哺	16：30—18：00	睡眠
07：30—08：30	室内活动	18：00—18：30	喂哺
08：30—10：30	睡眠	18：30—19：00	室内活动
10：30—11：00	喂哺	19：00—20：00	盥洗、坐盆
11：00—12：00	室内活动或户外活动，做婴儿体操	20：00—22：00	睡眠
12：00—14：00	睡眠	22：00—22：30	喂奶
14：00—14：30	喂哺	22：30 至次日	继续睡眠
14：30—16：30	室内活动或户外活动，做婴儿体操		

13～18 个月幼儿的一日作息参考

时　　间	生　活　安　排	时　　间	生　活　安　排
07：00—08：00	起床、坐盆	14：30—15：00	午点
08：00—08：30	早餐	15：30—17：30	室内或户外活动、游戏
08：30—10：00	室内或户外活动、游戏、喝奶	17：30—18：00	晚餐
10：00—11：30	睡眠	18：00—20：00	室内活动
11：30—12：00	午餐	20：00—21：00	盥洗
12：00—14：30	午睡	21：00 至次日	睡眠

19～24 个月幼儿的一日作息参考

时　　间	生　活　安　排	时　　间	生　活　安　排
07：00—07：30	起床、坐盆、盥洗	15：00—15：30	午点
07：30—08：00	早餐	15：30—17：30	室内或户外活动、游戏

（续）

时　　间	生　活　安　排	时　　间	生　活　安　排
08：00—09：00	室内活动	17：30—18：00	晚餐
09：00—09：30	早点	18：00—20：00	亲子活动
09：30—11：30	室内或户外活动、游戏	20：00—21：00	盥洗、喝奶
11：30—12：00	午餐	21：00 至次日	睡觉
12：00—15：00	午睡		

25～36 个月幼儿的一日作息参考

时　　间	生　活　安　排	时　　间	生　活　安　排
07：00—07：30	起床、坐盆、盥洗	14：30—15：00	午点、喝奶
07：30—08：00	早餐	15：00—17：30	室内或户外活动、游戏、喝水
08：00—09：00	室内活动	17：30—18：00	坐盆、洗手
09：00—11：00	户外活动、游戏、喝水	18：00—18：30	晚餐
11：00—11：30	午饭	18：30—19：30	亲子活动时间
11：30—12：00	室内活动	19：30—21：00	盥洗、坐盆
12：00—14：30	午睡	21：00 至次日	睡眠

实训案例2——婴幼儿饮食习惯培养

❖ 学习目标

序　号	技能点分解	技　能　要　求
1	按要求做好餐前准备	1. 选择适合、安全、卫生的餐具。 2. 烹调适合婴幼儿年龄的可口饮食。 3. 饭前半小时不吃零食。 4. 饭前洗脸、洗手，围上围兜
2	按要求辅助婴幼儿进餐	1. 每天定时、定点、定量喂饭。 2. 专心吃饭，不玩玩具。 3. 鼓励婴幼儿自己进食。 4. 吃饭时间半小时左右
3	按要求做好餐后整理	1. 餐后给婴幼儿洗手、擦嘴。 2. 餐具的清洁和消毒。 3. 培养 2 岁以上的婴幼儿参与家务劳动

❖ 操作重点

（1）根据婴幼儿发育的特点，做好餐前准备，辅助进餐及餐后整理。

（2）好习惯要从小、从早开始培养训练。

❖ **操作难点**

家长育儿观念不一致。

❖ **操作材料**

操作材料包括：婴儿餐桌椅 1 套；围兜 1 条；碗 1 个；汤匙 2 把；筷子 1 双；杯子 1 个；方巾 1 条。

❖ **操作要领**

（1）餐前半小时不让婴幼儿吃零食。

（2）每天定时、定点、定量喂饭（图 2.1.32）。

（3）在烹调食物时要做到色、香、味俱全，增加婴幼儿的食欲（图 2.1.33）。

（4）让婴幼儿与家人一起共餐。通过模仿来学习吃饭，专心吃饭，不玩玩具（图 2.1.34）。

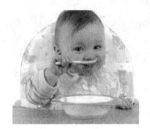 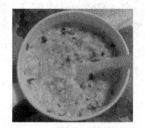 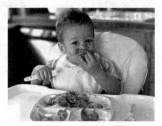

图 2.1.32　定时、定点、　　　图 2.1.33　色香味俱全的食物　　　图 2.1.34　专心吃饭
　　　　　　定量喂饭

（5）不挑食，不剩饭菜。吃饭的时间一般控制在 30 分钟左右，如果不想吃了或不好好吃时，可以把饭菜先收起来，等到饿了，自然就会吃。

（6）鼓励婴幼儿自己进食。

① 4 个月以上婴儿练习扶奶瓶吃奶（图 2.1.35）。

② 6 个月以下的婴儿，可以抱在育婴师的怀中取半卧位用匙喂食（图 2.1.36）。

③ 7 个月以上婴儿，可坐在饭桌或椅子上喂食。喂时育婴师可做示范动作（图 2.1.37）。

④ 7 个月以上婴儿练习扶杯喝水（图 2.1.38）。

⑤ 9 个月以上婴儿可让自己试着使用汤匙进食，备两把汤匙，一把让婴儿拿着自己学吃，另一把育婴师用于喂食（图 2.1.39）。

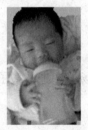 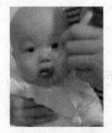 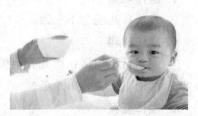

图 2.1.35　扶奶瓶吃奶　　图 2.1.36　半卧位用匙喂食　　图 2.1.37　7 个月以上婴儿的喂食

⑥ 幼儿 2 岁以后练习使用筷子（图 2.1.40）。

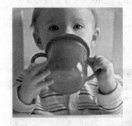 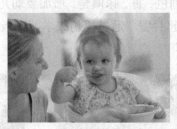 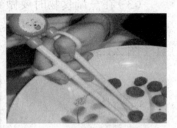

图 2.1.38　7 个月以上　　图 2.1.39　9 个月以上婴儿的　　图 2.1.40　2 岁以后练习使筷子
　　　　　婴儿的喝水　　　　　　　　　喂食

实训案例3——培养婴幼儿的睡眠习惯

❖ **学习目标**

技能点分解	技 能 要 求
做好入睡前准备	1. 做好婴幼儿的清洁卫生。 2. 根据季节变化，给婴幼儿选择厚薄适宜的盖被。 3. 不能边吃边睡

❖ **操作重点**

（1）培养婴幼儿按时独自入睡。

（2）好习惯要从小、从早开始培养训练。

❖ **操作难点**

家长难以坚持。

❖ **操作材料**

操作材料包括：被子 1 床；睡袋 1 件；婴儿床 1 张。

❖ **操作要领**

1. 创造一个适宜的睡眠环境

居室要安静，室温 25℃ 左右，选择厚薄适宜的被子，适当开窗，保持室内空气新鲜，要避免对流风直吹婴幼儿（图 2.1.41）。

2. 培养婴幼儿睡前盥洗的习惯

睡前漱口，洗脸、洗手、洗脚和臀部或洗澡，有助于婴幼儿更好入睡（图 2.1.42）。

3. 睡前排便

睡前排尽大小便（图 2.1.43）。

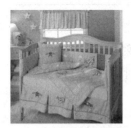 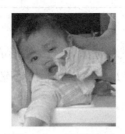 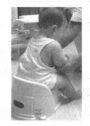

图 2.1.41　创造适宜的睡眠环境　　　图 2.1.42　睡前洗漱　　　图 2.1.43　睡前排便

4. 换好适宜的睡衣

睡前换上宽松的、柔软的睡衣，冬天可给婴幼儿使用睡袋，既保暖又舒适，还不容易着凉（图 2.1.44）。

5. 睡前注意事项

睡前不拍、不摇、不抱、更不可用喂哺催眠（图 2.1.45）。

6. 培养独自睡觉习惯

睡觉时要把婴幼儿放在小床上，培养其独自睡觉的习惯（图 2.1.46）。

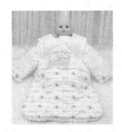 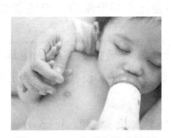 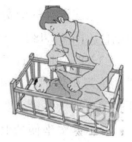

图 2.1.44　睡前换睡衣　　　图 2.1.45　不可用喂哺催眠　　　图 2.1.46　培养婴幼儿独自睡眠的习惯

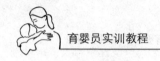

实训案例4——婴幼儿大小便习惯培养的训练

❖ **学习目标**

序　号	技能点分解	技　能　要　求
1	培养小便的卫生习惯	1. 满月后开始训练把尿。 2. 1岁半会表示需要排尿。 3. 2岁半左右会自己小便
2	培养定时大便的卫生习惯	1. 满月后开始训练定时排便。 2. 8～9个月左右练习使用便器。 3. 2岁半左右会定时坐便器大便。 4. 做好便后清洁卫生

❖ **操作重点**

（1）满月后，可以试着把尿，让婴儿形成条件反射。

（2）8个月左右的婴儿，可以开始练习坐便器，时间3～5分钟。

❖ **操作难点**

（1）家长难以坚持。

（2）使用坐便器时不要玩玩具或吃东西。

❖ **操作材料**

操作材料包括：婴儿便器1个。

❖ **操作要领**

（1）婴儿满月后，可以试着训练婴儿定时、定点大小便的习惯。育婴师取坐位，让婴儿头、背紧贴在自己身上，两手轻轻扶住婴儿的双腿，成蹲位，用"嘘"表示小便，用"嗯"表示大便。多次训练让婴儿形成条件反射，利于习惯的养成。早晨起床后，或者午睡起床后，或者临睡前要坚持让婴儿排便（图2.1.47）。

（2）应选择一个安全的婴儿专用坐便器，坐便器大小规格要与婴儿的臀部相适合（图2.1.48）。

（3）8个月左右可以开始练习坐便，要在固定地方的坐便器中进行大小便。练习坐便时，必须由育婴师或家长扶着，婴儿坐不稳时易摔倒、疲劳（图2.1.49）。

（4）每次坐便的时间不要太长，一般3～5分钟，久坐易引起婴儿脱肛（图2.1.50）

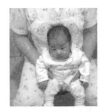

图 2.1.47　训练排便

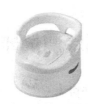

图 2.1.48　婴儿用坐便器

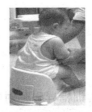

图 2.1.49　练习坐便（一）

（5）婴幼儿每次排完便后，应立即把婴儿的小屁股擦干净（图 2.1.51）。

（6）排便后要洗手，养成良好的卫生习惯（图 2.1.52）。

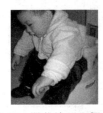

图 2.1.50　婴儿练习坐便（二）

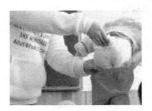

图 2.1.51　便后擦拭干净

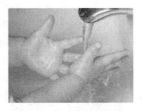

图 2.1.52　便后洗手

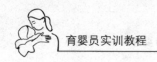

本模块测试评价

❖ 实训指导教师对学员的综合评价表

评价项目	评价内容	评价结果	备　注
学习能力	技能训练的完成	好□　中□　差□	
	模块中相关知识的应用	好□　中□　差□	
	分析问题、解决问题的能力	好□　中□　差□	
学习态度	态度认真与否	好□　中□　差□	
	完成技能训练的主动性	好□　中□　差□	
对模块内容的掌握	掌握模块的基本技能要求	好□　中□　差□	
	重点、难点的掌握	好□　中□　差□	
	模块的综合完成情况	好□　中□　差□	
其他	遵守劳动纪律	好□　中□　差□	
	遵守操作规程	好□　中□　差□	
总评			

实训指导教师签字：　　　　　　　　　　　　　　年　月　日

❖ 学员自评评价表

1. 通过本模块的学习，是否达到了您预期的学习目标？
　　□ 完全达到　　　□ 达到　　　□ 基本达到　　　□ 没有达到
2. 本模块学习内容通过自学是否能够掌握？
　　□ 掌握很好　　　□ 掌握　　　□ 基本掌握　　　□ 未掌握
3. 通过学习本模块内容，您是否能够独立完成技能训练？
　　□ 能独立完成　　　□ 基本能独立完成　　　□ 不能独立完成
4. 本模块中的重点、难点选择是否准确？
　　□ 非常准确　　　□ 准确　　　□ 基本准确　　　□ 不准确
5. 本模块中的重点、难点您是否掌握？
　　□ 掌握很好　　　□ 掌握　　　□ 基本掌握　　　□ 未掌握

您对本模块的操作技能等内容还有哪些更好的修改意见或建议：

实训模块二　保健与护理

实训项目编号	实训项目名称	技能要求
实训项目一	成长监测	1. 能够给婴幼儿测量体重。 2. 能够给婴幼儿测量身高/身长。 3. 能够给婴幼儿测量头
实训项目二	常见症状护理	1. 能为新生儿进行脐部护理。 2. 能为发热的婴幼儿做温水擦浴或酒精擦浴
实训项目三	意外伤害的预防与处理	1. 能查找并处理婴幼儿生活环境中的安全隐患。 2. 能对婴幼儿进行心肺复苏。 3. 能对发生气管异物情况的婴幼儿进行初步处理。 4. 能对被宠物咬伤的婴幼儿进行初步处理

实训项目一　成长监测

实训案例1——测量体重

❖ 学习目标

序号	技能点分解	技能要求
1	准备物品	准备1台磅秤或身高体重器
2	测量体重前的准备	1. 较大的婴儿应向其说明本操作的意义，让其排空小便。 2. 仪器放置应平稳，防止测量过程数值偏差或因倾斜导致婴儿坠落。 3. 每次测量体重前需校正体重秤零点。 4. 冬季注意保持室内温暖。
3	测量体重	1. 脱去外衣、鞋、袜、帽，排空大小便，婴儿去掉尿布。 2. 冬季让婴幼儿仅穿单衣裤，准确称重并除去衣服重量。 3. 婴幼儿应放于磅秤的中间。 4. 婴幼儿稳定后迅速读数，记录以千克为单位，准确记录至小数点后2位

❖ 操作重点

（1）测量准确、婴幼儿安全、舒适、无损伤，注意保暖。

（2）所测数值与前次差异较大时，应重新测量核对。

❖ 操作难点

（1）婴幼儿易动，欠配合，可以用玩具或语言逗引，使其稳定。

（2）操作时动作熟练、轻巧、迅速。

❖ **操作材料**

操作材料包括：磅秤 1 台；身高体重计 1 台。

❖ **操作要领**

（1）将磅秤置于平稳的地面或桌面上（图 2.2.1）。

（2）给被测婴幼儿脱去衣帽鞋袜（可只穿薄的背心、短裤），排空小便。

（3）将婴幼儿放于磅秤上，婴儿取卧位（图 2.2.2），1～2 岁幼儿取坐位，3 岁以上取站位（图 2.2.3）。

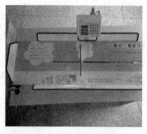

图 2.2.1　放置磅秤

（4）待磅秤数值稳定后迅速读数。记录以千克为单位，准确记录至小数点后 2 位（图 2.2.4）。

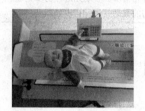
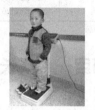
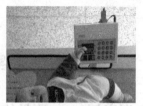

图 2.2.2　婴儿取卧位　　　图 2.2.3　3 岁以上幼儿站位　　　图 2.2.4　取测量读数

实训案例2——测量身高/身长

❖ **学习目标**

序　号	技能点分解	技　能　要　求
1	准备用物	1. 根据年龄准备一台身高计。 2. 3 岁及以下婴儿测量身长（卧位长），用卧式身长测量仪。 3. 3 岁及以上幼儿测量身高立位高，用立式身高测量仪
2	测量前的准备	1. 较大的婴儿应向其说明本操作的意义。 2. 测量器放置应平稳，防止测量过程数值偏差及磅秤倾斜，婴儿坠落。 3. 对婴儿应由两人合作。 4. 记录以厘米为单位，准确记录至小数点后 1 位
3	按步骤测量身高	1. 幼儿测量身长（身高）前应脱去外衣、鞋、袜、帽。 2. 3 岁以下婴儿测量身长（卧位长）平卧于测量床的中线上。 3. 助手固定婴儿头部，使其轻贴测量床的顶板，轻压婴儿双膝，使腿展平，一手轻轻推动滑板至婴儿足底。 4. 3 岁及 3 岁以上幼儿身高（立位高）测量，足跟应靠拢，脚尖分开约 60°，足跟、臀部、两肩胛角间同时靠触立柱，头部正直，滑板底面与颅顶点接触。 5. 读刻度，记录至小数点后 1 位（厘米）

❖ **操作重点**

（1）测量仪要放平稳。

（2）3岁以下婴儿测量身长（卧位长），头和脚要顶住平板。

（3）3岁及3岁以上婴儿测量身高（立位高），要站直。

❖ **操作难点**

（1）婴幼儿易动，欠配合，可以用玩具或语言逗引，使其稳定。

（2）婴儿平卧于测量床的中线上，保持头至身躯成直线，婴儿双腿弯曲时应用手轻轻压平。

（3）站位，足跟靠拢，脚尖分开约60°，足跟、臀部、两肩胛角间同时靠触立柱，头部正直。

❖ **操作要领**

1. 测量3岁以下幼儿身长（卧位长）

（1）将测量床放置平稳位置（图2.2.5）。

（2）将婴儿抱起，轻轻放于测量床上，使婴儿平卧于测量床的中线上（图2.2.6）。

（3）助手固定婴儿头部，使其轻贴测量床的顶板（图2.2.7）。

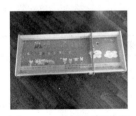 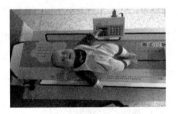 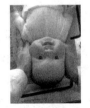

图2.2.5　放置好测量床　　图2.2.6　将婴儿放于测量床上　　图2.2.7　固定婴儿头部

（4）育婴师一手轻压婴儿双膝，使腿展平，一手轻轻推动滑板至婴儿足底（图2.2.8）。

（5）准确读数、记录至0.1厘米（图2.2.9）。

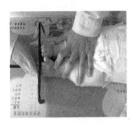 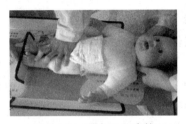

图2.2.8　固定婴儿腿部　　　　　图2.2.9　准确记录读数

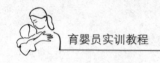
2. 测量 3 岁及 3 岁以上幼儿身高 (立位高)

（1）脱去鞋、帽，立正姿势立于测量仪平台上，两眼直视正前方，稍挺胸收腹，手指并拢，双臂自然下垂（图 2.2.10）。

（2）足跟靠拢，脚尖分开约 60°，足跟、臀部、两肩胛角间同时靠触立柱，头部正直，滑板底面与颅顶点接触（图 2.2.11）。

（3）读刻度，记录至 0.1 厘米（图 2.2.12）。

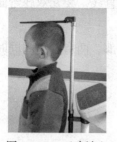 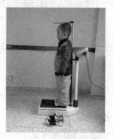 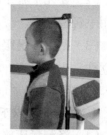

图 2.2.10　正确站立　　　　图 2.2.11　测量身高　　　　图 2.2.12　读取刻度

实训案例3——测量头围

❖ **学习目标**

序　号	技能点分解	技　能　要　求
1	准备用物	准备一条软尺，不能有弹性
2	测量前的准备	1. 较大的婴儿需向其说明本操作的意义。 2. 脱去婴儿的帽子，女婴应松开发辫
3	测量头围	1. 婴幼儿取坐位或仰卧位。 2. 育婴师位于婴幼儿右侧或前方，用左手拇指将软尺零点固定于头部右侧眉弓上缘处，经枕骨粗隆及左侧眉弓上缘回到零点，使软尺紧贴头皮。 3. 婴幼儿头围记录以厘米为单位，至小数点后 1 位

❖ **操作重点**

（1）脱去帽子，女婴应松开发辫。

（2）软尺应贴紧头皮。

❖ **操作难点**

（1）软尺应经过两侧眉弓上缘、枕骨粗隆绕头一圈。

（2）婴幼儿不配合时可由助手协助固定头部。

❖ **操作材料**

操作材料包括：软尺 1 条。

❖ **操作要领**

（1）测量头围时，婴幼儿取坐位或立位，育婴师立于婴幼儿之前或右方（图2.2.13）。

（2）用软尺自眉弓上缘处始（图2.2.14）。

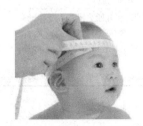
图 2.2.13　测量头围的部位

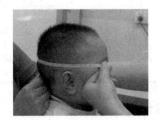
图 2.2.14　软尺测量头围的部位（右侧）

（3）经枕后粗隆环绕头部 1 周再回到起点（软尺在头两侧的水平应一致）（图2.2.15）。

（4）记录至 0.1 厘米。所用软尺应无伸缩性，并有 0.1 厘米的刻度（图2.2.16）。

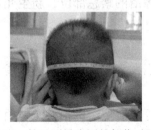
图 2.2.15　软尺测量头围的部位（脑后）

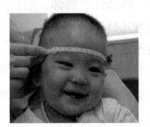
图 2.2.16　软尺测量头围的部位（前额）

实训项目二　常见症状护理

实训案例1——酒精擦浴或温水擦浴

❖ **学习目标**

序　号	技能点分解	技　能　要　求
1	按要求准备用物	1. 准备 25%～35%酒精溶液或 32～34℃的温水、小毛巾、小碗或面盆、大毛巾、热水袋及套、冰袋及套、衣裤、尿布等 2. 检查体温计有无破损

(续)

序　号	技能点分解	技　能　要　求
2	按要求做擦浴前的准备	1. 面盆装 30℃ 温水 2/3，或 25%~35% 的酒精溶液 200 毫升。 2. 关闭门窗，室温在 28℃ 左右。 3. 头部置冰袋以助降温并防止头部充血至头疼；足底置热水袋，以促进足底血管扩张，减轻头部充血
3	按要求、按步骤擦拭	1. 患儿平卧，松开盖被，为患儿脱去上衣。 2. 大毛巾垫于擦浴部位下，擦拭顺序：双上肢—腰背部—双下肢。 3. 全程 15 分钟内，观察有无寒战、面色苍白、脉搏、呼吸异常。出现异常应立即停止。 4. 擦浴完毕，除去热水袋，穿好衣裤

❖ **操作重点**

（1）适应证：温水擦浴适用一般发热患儿，而酒精擦浴适用于高热患儿。

（2）擦至腋窝、肘窝、手心、腹股沟、腘窝稍用力并延长停留时间，以促进散热。

（3）擦浴部位下垫大毛巾，以保护床单，使患儿舒适。

（4）擦浴时间不宜过长。

（5）胸前区、腹部、后颈部、足底部位为擦浴的禁忌部位，新生儿及血液病高热患儿禁用酒精擦浴。

❖ **操作难点**

（1）头部置冰袋以助降温并防止头部充血引发头疼；足底置热水袋，以促进足底血管扩张，减轻头部充血。

（2）擦浴一个部位，暴露一个部位，以免受凉。擦浴以拍拭（轻拍）方式进行，避免摩擦方式，因摩擦易生热。

（3）有异常停止擦浴，并观察其反应。

（4）禁忌证：体弱、对冷敏感者、血液患者及新生儿不宜采用。

❖ **操作材料**

操作材料包括：25%~35% 酒精溶液或 32~34℃ 温水 1 盆；小毛巾 2 条；大毛巾 1 条；小碗或面盆 1 只；热水袋及套 1 个；冰袋及套 1 个；衣裤 1 件；尿布 1 片。

❖ **操作要领**

1. 头部放冰袋

患儿头部放冰袋，冰袋应用布或毛巾包裹（图 2.2.17）。

2. 足底放热水袋

足底放热水袋，以利于散热（图2.2.18）。

3. 擦拭上肢

（1）脱下患儿上衣，解松腰带，露出一上肢，下垫大毛巾。

（2）将拧至半干的小毛巾缠于手上，以离心的方向进行擦拭。擦拭顺序：由颈外侧沿上臂外侧至手背；由侧胸经腋窝沿上臂内侧至手掌。

（3）擦拭完毕用大毛巾擦干皮肤，2块小毛巾交替使用。

（4）同法擦拭对侧，每侧上肢各擦拭3分钟（图2.2.19）。

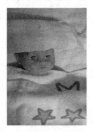 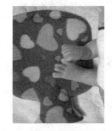 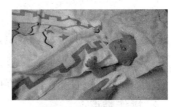

图2.2.17　患儿头部放置冰袋　　图2.2.18　足底放热水袋　　　　图2.2.19　擦拭上肢

4. 擦拭背部

协助患者侧卧，背向擦拭者，下垫大毛巾。同法擦拭背部，时间3分钟，用大毛巾擦干，为患儿穿上衣（图2.2.20）。

5. 擦拭下肢

（1）脱下裤子，遮盖会阴部，露出一下肢，下垫大毛巾。

（2）将小毛巾拧至半干擦拭。从髂骨沿大腿外侧至足背；从腹股沟沿大腿内侧至内踝；大腿根部经腘窝至足跟。擦拭手法同上肢，擦拭完毕用大毛巾擦干皮肤。

（3）同法擦拭对侧，每侧下肢擦拭各3分钟，为患儿穿裤（图2.2.21）。

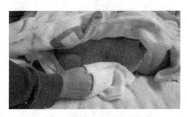 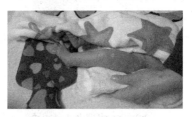

图2.2.20　擦拭背部　　　　　　　　　图2.2.21　擦拭下肢

6. 整理用物

撤去热水袋，清理用物，洗手。

实训案例2——脐部护理

❖ **学习目标**

序 号	技能点分解	技 能 要 求
1	准备消毒物品	准备75%酒精、无菌棉签
2	做好婴儿的准备	暴露脐部，注意保暖
3	按要求、按步骤消毒脐部	用酒精棉签从内到外，自脐根部开始，螺旋式清洗；让其自然干燥

❖ **操作重点**

（1）必须用75%的酒精，浓度要准确。

（2）动作要熟练、轻柔。

（3）不可过度暴露，防止受凉。

❖ **操作难点**

脐部消毒要从脐根部开始，从内向外擦拭。

❖ **操作材料**

操作材料包括：75%酒精溶液1瓶；无菌棉签1包。

❖ **操作要领**

（1）洗手。

（2）婴儿平卧，解婴儿包裹，将上衣向上反折（图2.2.22）。

（3）棉签蘸取75%酒精，从脐部中点开始，自内而外，螺旋式消毒脐部（图2.2.23）。

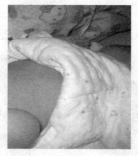 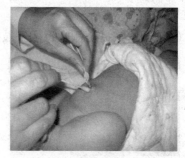

图 2.2.22　将婴儿上衣折好　　　　图 2.2.23　消毒婴儿脐部

实训项目三 意外伤害的处理

实训案例1——查找并处理安全隐患

❖ 学习目标

序　号	技能点分解	技　能　要　求
1	居家安全	1. 把药物放在远离婴幼儿食物的地方。 2. 保证婴幼儿接触不到有电线的设备。 3. 使用防滑垫或防滑地板。 4. 桌角柔软防护包边
2	户外安全	1. 教育幼儿懂得安全要点，明白什么是危险并说明防范措施。 2. 教育幼儿在游戏中勿推挤、拉扯、互丢东西
3	交通安全	1. 教育幼儿认识交通信号灯。 2. 教育幼儿乘车时不要把头、手、胳膊伸出手窗外

❖ 操作重点

识别并处理各种安全隐患。

❖ 操作难点

寓教于乐，充分教育。

❖ 操作材料

操作材料包括：药瓶1个；防滑垫1套；桌角防护包边1套。

❖ 操作要领

（1）把药物放在远离婴幼儿食物的地方（图2.2.24）。

（2）使用防滑垫或防滑地板（图2.2.25）。

（3）使用桌角柔软防护包边（图2.2.26）。

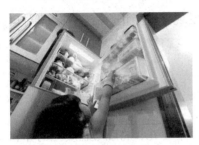　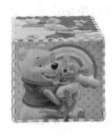　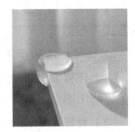

图2.2.24　药品放置位置　　图2.2.25　防滑垫　　图2.2.26　桌角加防护包边

实训案例2——婴幼儿心肺复苏

❖ 学习目标

序 号	技能点分解	技 能 要 求
1	检查呼吸脉搏	1. 判断呼吸脉搏是否停止。 2. 马上与急救中心进行电话联系
2	人工呼吸	1. 检查呼吸道，排除异物。 2. 人工呼吸操作规范
3	胸外心脏按压	1. 熟记各项数据。 2. 心脏按压操作规范

❖ 操作重点

（1）及时拨打120与急救中心取得联系。

（2）熟练操作家庭急救方法。

❖ 操作难点

熟记各项数据、规范操作。

❖ 操作材料

操作材料包括：心肺复苏教学用婴幼儿模型1个。

❖ 操作要领

1. 急救措施

如果婴幼儿失去知觉，应立即采用以下
急救措施。

（1）检查婴幼儿是否还有呼吸和脉搏
（图 2.2.27）。最简单的方法是触摸颈动脉，
即颌下与其耳间的连线处。如果婴幼儿心脏
停止跳动，要立即实施胸外心脏按压。

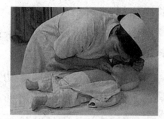

图 2.2.27　检查婴幼儿的呼吸和脉搏

（2）马上与急救中心进行电话联系。如果发现呼吸停止，需要采取口对口
的方式进行急救。

2. 口对口急救步骤

（1）先将婴幼儿的头部略向后倾15°左右，以使其呼吸道畅通，检查喉内
有无异物（图2.2.28）。

（2）育婴师先深吸一口气，如患者是1岁以下婴儿，将嘴覆盖婴儿的鼻和
嘴；如果是较大的婴儿或幼儿，用口对口封住，拇指和食指紧捏住患儿的鼻子，

保持其头后倾；将气吹入，同时可见婴儿的胸廓抬起。停止吹气后，放开鼻孔，使患儿自然呼气，排出肺内气体。重复上述操作，幼儿 18～20 次/分，婴儿可稍加快（图 2.2.29）。

如口对口呼吸无效，要立即实施胸外心脏按压。

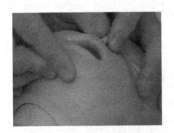 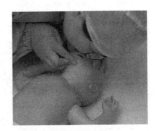

图 2.2.28　口对口急救措施（一）　　　图 2.2.29　口对口急救措施（二）

3. 胸外心脏按压

复苏抢救在血液循环系统工作之前，即可以摸到脉搏之前不能停止。如果婴幼儿的颈动脉难以摸到，可以摸臂动脉，其位置在上臂的内侧，肩肘连线的正中间。摸脉搏时，将拇指置于臂外侧，中指与食指置于内侧，将手指轻轻朝向臂骨压下，就可以摸到搏动。

救助 1 岁以下的婴儿时，用一只手垫着背部，支撑起婴幼儿的头颈，用另一只手的两个手指，按压胸骨下部的位置，每分钟至少 100 次，压下的深度约为 4 厘米。2 次呼吸配合 30 次压迫（单人操作）；2 次呼吸配合 15 次压迫（双人操作）。

救助较大婴儿及幼儿时，将其放置在一块平地上，一只手根部压迫胸骨的下部，每分钟至少 100 次，压下的深度约为 5 厘米（图 2.2.30）。2 次呼吸配合 30 次压迫（单人操作）（图 2.2.31）；2 次呼吸配合 15 次压迫（双人操作）（图 2.2.32）。

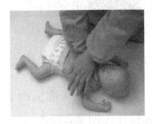 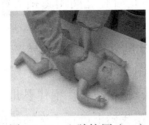 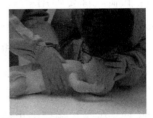

图 2.2.30　心脏按压（一）　　图 2.2.31　心脏按压（二）　　图 2.2.32　心脏按压（三）

实训案例3——气管异物的初步处理

❖ **学习目标**

序　号	技能点分解	技　能　要　求
1	家庭抢救 （1岁以下）	1. 将婴儿倒置、头向下，迅速、有力地拍击背部。 2. 胸部快速按压。 3. 重复5次拍背和5次胸外按压，直到异物清除或婴儿没有窒息感
2	家庭抢救 （1岁以上）	1. 双手环绕在幼儿腰部，同时让幼儿弯腰，头部前倾。 2. 育婴师一手握拳，使拇指掌关节突出处顶住病人腹部正中线肚脐上方2厘米。 3. 用另一只手抓牢握拳的手，向上向内快速拉压冲击病人腹部。 4. 反复快速拉压冲击，直到异物从气道内排出来
3	获取医疗急救	及时拨打120，或边抢救边送医院

❖ **操作重点**

操作体位。

❖ **操作难点**

操作应有力、迅速。

❖ **操作材料**

无。

❖ **操作要领**

1. 1岁以下婴儿气管异物的处理

结合拍背和胸部快速按压。

（1）育婴师跪下或坐下，将婴儿脸朝下放在膝盖上。使婴儿头部低于胸部，并让其头部靠在育婴师的前臂上。育婴师前臂靠在自身的膝盖或大腿上，支撑婴儿。单手托住婴儿头部与下颌。育婴师用手掌在婴儿肩胛之间用力拍背5次（图2.2.33）。

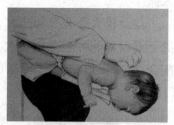

图2.2.33　气管异物处理（一）

（2）重复5次拍背和5次胸外按压，直到异物清除或婴儿没有窒息感（图2.2.34）。

（3）手掌托住婴儿后脑，翻转婴儿，抱住婴儿，使其脸朝上，头部仍低于躯干。在婴儿胸部中央两乳连线稍下进行5次胸部快速按压（图2.2.35）。

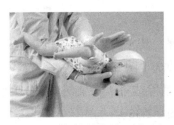
图 2.2.34　气管异物处理（二）

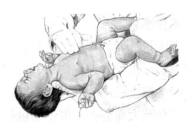
图 2.2.35　气管异物处理（三）

2. 1 岁以上幼儿气管异物处理

先询问是否有异物阻塞，再采用海姆立克急救法。

幼儿取立位或坐位，育婴师站或跪在幼儿身后，并将双手环绕在幼儿腰部，同时让幼儿弯腰，头部前倾。育婴师一手握拳，使拇指掌关节突出处顶住幼儿腹部正中线肚脐上方 2 厘米。用另一只手抓牢握拳的手，向上向内快速拉压冲击幼儿腹部。反复快速拉压冲击，直到异物从气道内排出来（图 2.2.36）。

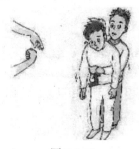
图 2.2.36

实训案例4——宠物咬伤初步处理

❖ **学习目标**

序　号	技能点分解	技　能　要　求
1	冲洗伤口	1. 将伤口挤压出血。 2. 用浓肥皂水反复冲洗伤口，再用大量清水冲洗
2	消毒	1. 擦干后用 5%碘酒溶液清洗伤口。 2. 只要未伤及大血管，一般无须包扎或缝合
3	注射免疫	尽快去当地防疫机构注射狂犬病血清和破伤风抗霉素

❖ **操作重点**

去当地防疫机构注射狂犬病血清和破伤风抗霉素。

❖ **操作难点**

只要未伤及大血管，一般无须包扎或缝合。

❖ **操作材料**

操作材料包括：浓肥皂水 1 瓶；医用镊子 1 把；医用棉球 4～5 团；医用碘酒 1 瓶；消毒纱布 1 卷。

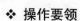

❖ 操作要领

（1）最好能取得医生的帮助，若自行处理，其方法是先将伤口挤压出血，并用浓肥皂水反复冲洗伤口，再用大量清水冲洗（图2.2.37）。

（2）擦干后用5%碘酒溶液清洗伤口，以清除或杀灭污染伤口的狂犬病毒。只要未伤及大血管，一般不用包扎或缝合（图2.2.38）。

（3）尽快去当地防疫机构注射狂犬病疫苗和破伤风抗毒素（图2.2.39）

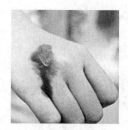 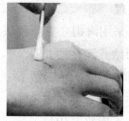 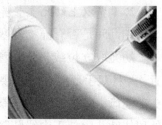

图2.2.37　伤口　　　　图2.2.38　对伤口做初步处理　　　图2.2.39　注射

本模块测试评价

❖ 实训指导教师对学员的综合评价表

评价项目	评价内容	评价结果	备　注
学习能力	技能训练的完成	好□　中□　差□	
	模块中相关知识的应用	好□　中□　差□	
	分析问题、解决问题的能力	好□　中□　差□	
学习态度	态度认真与否	好□　中□　差□	
	完成技能训练的主动性	好□　中□　差□	
对模块内容的掌握	掌握模块的基本技能要求	好□　中□　差□	
	重点、难点的掌握	好□　中□　差□	
	模块的综合完成情况	好□　中□　差□	
其他	遵守劳动纪律	好□　中□　差□	
	遵守操作规程	好□　中□　差□	
总评			

实训指导教师签字：　　　　　　　年　月　日

❖ 学员自评评价表

1. 通过本模块的学习，是否达到了您预期的学习目标？

　　□ 完全达到　　　　□ 达到　　　　□ 基本达到　　　　□ 没有达到

2. 本模块学习内容通过自学是否能够掌握？

　　□ 掌握很好　　　　□ 掌握　　　　□ 基本掌握　　　　□ 未掌握

3. 通过学习本模块内容，您是否能够独立完成技能训练？

　　□ 能独立完成　　　　□ 基本能独立完成　　　　□ 不能独立完成

4. 本模块中的重点、难点选择是否准确？

　　□ 非常准确　　　　□ 准确　　　　□ 基本准确　　　　□ 不准确

5. 本模块中的重点、难点您是否掌握？

　　□ 掌握很好　　　　□ 掌握　　　　□ 基本掌握　　　　□ 未掌握

您对本模块的操作技能等内容还有哪些更好的修改意见或建议：

实训模块三　教育实施

实训项目编号	实训项目名称	技　能　要　求
实训项目一	训练婴幼儿动作能力	1. 婴儿的主被动操适用于0~1岁的婴儿，每天可做4~5次，做时少穿些衣服，注意不要操之过急，要循序渐进。 2. 操作时，动作要柔软而有节奏，可配上音乐，也可以在户外进行。 3. 婴幼儿主被动操训练既是健身锻炼的过程，也是亲子情感交流的良好时机，在帮助婴幼儿做操时，育婴师要始终保持关注的心情与婴幼儿进行肢体和语言的交流
实训项目二	训练婴幼儿听和说能力	1. 1岁前加强听力和发音能力的训练。 2. 坚持与婴幼儿面对面地说话。 3. 与婴幼儿的"对话"应当是婴幼儿当下情景中的内容。 4. 用恰当的方法激发婴幼儿说话的欲望。 5. 在日常生活中帮助婴儿增加词汇量。 6. 示范发音要规范。 7. 运用游戏的形式进行听说训练。 8. 选择与婴儿发展水平相匹配的儿歌、故事进行练习
实训项目三	指导婴幼儿认知活动	1. 认知游戏的内容应符合不同年龄阶段婴幼儿认知的特点。 2. 婴幼儿认知游戏的方法应采取直接动作为主。 3. 在同一个时间，婴幼儿的认知内容只能有一个对象。 4. 婴幼儿的认知游戏相同的内容需要反复进行
实训项目四	培养婴幼儿情绪情感与社会性行为	1. 增加爱抚和情感交流的机会。 2. 为婴儿设计一个丰富而适宜的智力游戏。 3. 不要限制婴儿的环境探索活动。 4. 满足婴儿的合理要求。 5. 对婴儿的行为进行评价。 6. 不用恐怖的表情和语言吓唬婴儿。 7. 扩大婴儿的接触面。 8. 婴幼儿社会性发展要经历婴幼儿自我意识的发展、亲子关系的建立、玩伴关系的建立及培养婴儿的沟通能力这几个环节

实训项目一　训练婴幼儿的动作能力

实训案例1——婴儿被动操训练

❖ 学习目标

序　号	技能点分解	技 能 要 求
1	掌握为婴儿进行被动操训练的动作要领	扩胸运动的动作要领。 　1. 预备姿势：婴儿仰卧，育婴师握住婴儿两腕。大拇指放在婴儿掌心内，使婴儿握拳，两臂放在体侧，全身自然放松。 　2. 动作说明：第一个8拍，重复4次；两臂在胸前交叉；两臂左右分开；掌心向上；还原。 屈伸运动的动作要领。 　1. 预备姿势：婴儿仰卧，育婴师握住婴儿两脚踝，使婴儿两腿伸直，放松。 　2. 动作说明：第一个8拍，重复4次；分别做左右腿屈伸动作
2	掌握为婴儿进行被动操训练的注意事项	1. 扩胸运动训练的注意事项：两臂分开时稍微用力，胸前交叉时放松。配合婴儿的生理状况来做，不要勉强进行，次数越多越好。 2. 屈伸运动训练的注意事项：屈伸动作要柔和，缓慢

❖ **操作重点**

（1）本项目适合年龄0～3个月的婴儿。

（2）掌握为婴儿进行被动操训练的动作要领。

（3）掌握为婴儿进行被动操训练的注意事项。

❖ **操作难点**

（1）游戏前要和婴儿逗乐。

（2）训练中动作轻柔、语言亲切。

❖ **操作材料**

操作材料包括：婴儿垫1个；娃娃模型1个。

❖ **操作要领**

1. 扩胸运动

（1）预备姿势：婴儿仰卧，育婴师握住婴儿两腕。大拇指放在婴儿掌心内，使婴儿握拳，两臂放在体侧，全身自然放松。

（2）动作说明：第一个8拍，重复4次；两臂在胸前交叉（图2.3.1）；两臂左右分开；掌心向上；还原（图2.3.2）。

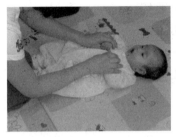

图2.3.1　扩胸运动（一）

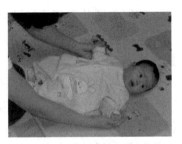

图2.3.2　扩胸运动（二）

（3）注意事项：两臂分开时稍微用力，胸前交叉时放松。配合婴儿的生理发育情况来做，不要勉强进行，次数越多越好。

2. 屈伸运动的动作要领

（1）预备姿势：婴儿仰卧，育婴师握住婴儿两脚踝，使婴儿两腿伸直，放松。

（2）动作说明：第一个 8 拍，重复 4 次（图 2.3.3）；分别做左右腿屈伸动作（图 2.3.4）。

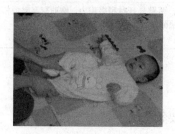
图 2.3.3　屈伸运动（一）

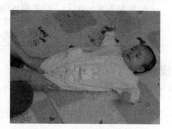
图 2.3.4　屈伸运动（二）

（3）注意事项：屈伸动作要柔和，缓慢。

实训案例2——婴儿主被动操训练

❖ **学习目标**

序　号	技能点分解	技　能　要　求
1	掌握为婴儿进行主被动操训练的动作要领	1. 每个训练环节都要在婴儿垫上进行。 2. 严格按照操作要求掌握动作要领，确保训练中的安全
2	掌握为婴儿进行主被动操训练的注意事项	1. 训练前要和婴儿有肢体接触和语言沟通，让婴儿有思想准备。 2. 训练中动作要柔和，缓慢

❖ **操作重点**

（1）本项目适合年龄 3～6 个月的婴儿。

（2）掌握为婴儿进行主被动操训练的动作要领。

（3）掌握为婴儿进行主被动操训练的注意事项。

❖ **操作难点**

（1）训练前要和婴儿有肢体接触和语言沟通，让婴幼儿有思想准备。

（2）训练中动作要柔和，缓慢。

❖ **操作材料**

操作材料包括：婴儿垫 1 个；可活动的娃娃模型 1 个。

❖ **操作要领**

1. 横托

（1）预备姿势：右手抓住婴儿的右手腕上提，左手托在婴幼儿的颈背部，再用右手托住婴儿的臀部（图2.3.5）。

（2）动作说明：托至胸前后两手距离逐渐加大；婴儿身体受重力作用背部开始下垂，当身体下降到一定程度出现本能的挺胸动作后，双手向一起靠拢（图2.3.6）。

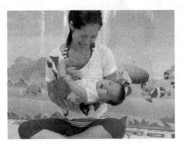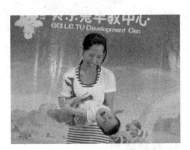

图2.3.5　婴儿主被动操训练横托（一）　　图2.3.6　婴儿主被动操训练横托（二）

（3）注意事项：①如果做操时两手距离过窄，会达不到锻炼目的；②不要裹着被子做操，这样产生不了对身体的刺激；③细致观察婴儿身体和情绪状况；④在可控制的范围内操作，距离床的位置要近一些。

2. 起坐运动

（1）预备姿势：婴儿仰卧，育婴师双手握住婴儿手腕，拇指放在婴儿掌心里，让婴儿握拳，两臂放在婴儿体侧（图2.3.7）。

（2）让婴儿双臂伸向胸前，两手距与肩同宽。拉引婴儿，让婴儿自己用力坐起来。重复两个8拍（图2.3.8）。

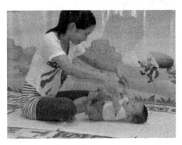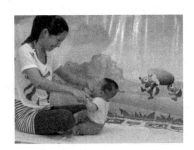

图2.3.7　起坐运动（一）　　　　　　　图2.3.8　起坐运动（二）

（3）注意事项：成人不要过于用力。

3. 起立运动

（1）婴儿俯卧，成人双手握住婴儿肘部，让婴儿先跪再立（图2.3.9）。

（2）扶婴儿站起后，再由跪到俯卧（图2.3.10）。

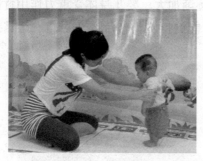
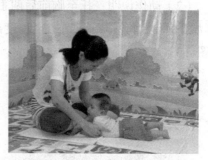

图 2.3.9　起立运动　　　　　　　　　　　　图 2.3.10　俯卧

4. 提腿运动

（1）婴儿俯卧，育婴师双手握住婴儿的两条小腿（图2.3.11）。

（2）将两腿向上抬起，做推车状，随月龄增大，可让婴儿两手支撑抬起头部。重复两个8拍（图2.3.12）。

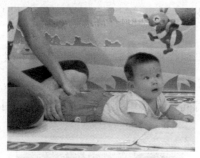
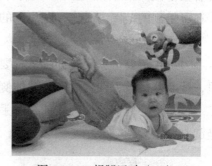

图 2.3.11　提腿运动（一）　　　　　　　　图 2.3.12　提腿运动（二）

5. 弯腰运动

（1）婴儿与育婴师同方向直立，育婴员左手扶住婴儿两膝，右手扶住婴儿腹部，在婴儿前方放一玩具（图2.3.13）。

（2）使婴儿弯腰前倾，捡起桌（床）上的玩具。捡起玩具后成直立状态。育婴师放回玩具。重复两个8拍（图2.3.14）。

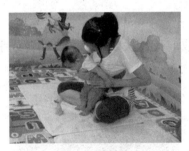
图 2.3.13 弯腰运动（一）

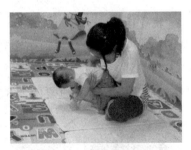
图 2.3.14 弯腰运动（二）

6. 游泳运动

（1）让婴儿俯卧，育婴师双手托住婴儿胸腹部（图 2.3.15）。

（2）使婴儿悬空向前后摆动，活动婴儿四肢，做游泳动作。重复两个 8 拍（图 2.3.16）。

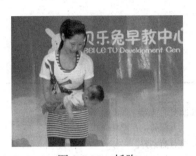
图 2.3.15 托胸

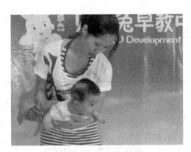
图 2.3.16 摆动

7. 跳跃运动

（1）婴儿站在育婴师对面，育婴师用双手扶住婴儿腋下（图 2.3.17）。

（2）把婴儿托起离开桌（床）面（让婴儿足尖着地）轻轻跳跃。重复两个 8 拍（图 2.3.18）。

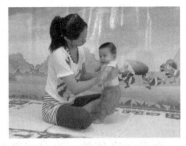
图 2.3.17 跳跃运动（一）

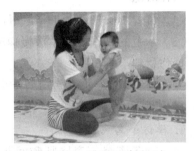
图 2.3.18 跳跃运动（二）

8. 扶走运动

（1）婴儿站立，育婴师站在婴儿背后或前面，扶婴儿腋下、前臂或手腕（图 2.3.19）。

（2）扶婴儿学走，重复两个 8 拍（图 2.3.20）。

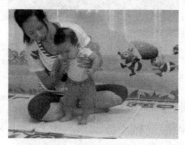

图 2.3.19　扶走运动（一）

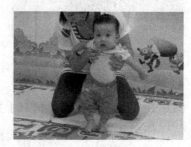

图 2.3.20　扶走运动（二）

实训案例3——幼儿模仿操

❖ **学习目标**

序　号	技能点分解	技　能　要　求
1	模仿小鸟飞运动的动作要领	1. 育婴师和幼儿面对面站好。 2. 两臂侧平举，上下摆动，在原地做跑步动作
2	模仿开汽车运动的动作要领	1. 育婴师和幼儿面对面站好。 2. 两臂于胸前模仿司机手握方向盘的动作上下摇动，做开汽车状态，向前走步

❖ **操作重点**

（1）本项目适合年龄 2～3 岁的幼儿。

（2）掌握为幼儿进行模仿操的动作要领。

❖ **操作难点**

（1）育婴师要用游戏的口吻和幼儿互动。

（2）示范的动作要简单放慢速度。

❖ **操作材料**

操作材料包括：体操垫 1 个；娃娃模型 1 个。

❖ **操作要领**

1. 模仿小鸟飞

（1）预备姿势：育婴师和幼儿并列站好，两臂放在体侧，全身自然放松

（图 2.3.21）。

（2）动作说明：两臂侧平举，上下摆动，在原地做跑步动作（图 2.3.22）。

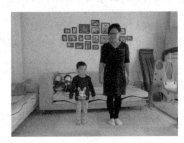
图 2.3.21　模仿小鸟飞（一）

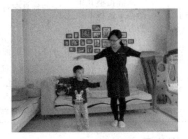
图 2.3.22　模仿小鸟飞（二）

2. 模仿开汽车

（1）预备姿势：育婴师和幼儿并列站好，两臂放在体侧，全身自然放松（图 2.3.23）。

（2）动作说明：两臂于胸前模仿司机手握方向盘的动作上下摇动，做开汽车状态，向前走步（图 2.3.24）。

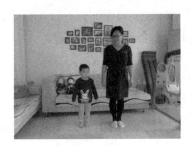
图 2.3.23　模仿开汽车（一）

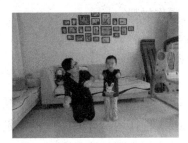
图 2.3.24　模仿开汽车（二）

3. 注意事项

育婴师要用游戏的口吻和幼儿互动，示范的动作要简单慢速。

实训项目二　训练婴幼儿听和说能力

实训案例1——婴儿指认卡片训练

❖ **学习目标**

序　号	技能点分解	技 能 要 求
1	掌握按婴儿年龄要求选择卡片的方法	1. 卡片的内容是婴幼儿日常生活中经常看到的人和物、动物、植物等。 2. 卡片的图最好是实物图，不提倡卡通图，婴幼儿容易辨认，并能与实际的物品配对。 3. 卡片最好没有背景，突出实物或人物的主要特征和动作表情。 4. 卡片的分类清楚，一盒的图片最好只有一类的物品，如水果、蔬菜要分开，不能混装
2	掌握婴儿进行指认卡片游戏的方法	1. 和幼儿面对面，育婴师将卡片放在脸的左侧，同时反复播放卡片；每次的卡片数量不宜太多，一般2～4张。 2. 让幼儿模仿大人发音，学习说出卡片物体的名称。 3. 将卡片摆放在幼儿前面，育婴师说名称，让幼儿用手指出是哪一张

❖ **操作重点**

（1）本项目适合年龄13～18个月的婴幼儿。

（2）掌握按婴幼儿儿年龄要求选择卡片的方法。

（3）掌握婴幼儿进行指认卡片游戏的方法。

❖ **操作难点**

（1）播放卡片中育婴师要注视婴儿的眼睛。

（2）播放的次数以婴儿眼睛要离开卡片之前为宜。

❖ **操作材料**

操作材料包括：婴儿垫1个；娃娃模型1个；各种卡片各1套。

❖ **操作要领**

1. 卡片的选择要领

（1）选择婴幼儿日常生活中经常看到的人和物、动物、植物等卡片。

（2）选择的卡片的图像最好是实物图像，不提倡卡通图像，婴幼儿容易辨认，并能与实际的物品配对。

（3）卡片最好没有背景，突出实物或人物的主要特征和动作表情。

（4）卡片的分类清楚，一盒的图片最好是同一类的物品，如水果、蔬菜要分开，不能混装。

2. 指认卡片游戏的方法要领

（1）育婴师和婴幼儿面对面，将卡片放在脸的左侧，同时反复播放卡片，每次的卡片数量不宜太多，一般2～4张（图2.3.25）。

（2）让婴幼儿模仿育婴师发音，学习说出卡片物体的名称。

（3）将卡片摆放在婴幼儿前面，育婴师说名称，让婴幼儿用手指出是哪一张（图2.3.26）。

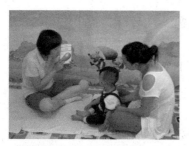

图 2.3.25　指认卡片（一）

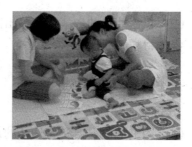

图 2.3.26　指认卡片（二）

3. 注意事项

（1）育婴师在跟婴幼儿播放卡片时，要注视婴幼儿的眼睛。

（2）每张卡片播放的时间和次数以婴幼儿注视卡片的时间为准，当婴幼儿的眼睛要离开卡片之前，育婴师更换一张新卡片继续播放。

本案例情景模拟详见本书情景模拟：15 个月婴幼儿"指认卡片"训练。

实训案例2——幼儿看书、翻书训练

❖ 学习目标

序　号	技能点分解	技　能　要　求
1	掌握按幼儿年龄要求选择图书的方法	1. 图书的内容要符合幼儿的认知水平。 2. 2～3 岁的图书内容以描述幼儿生活中简单的情节为主，每页码以简单句为单位。 3. 图书的构图清晰，线条简单。 4. 2～3 岁的图书在主要人物的基础上，可以添加一些小的辅助图，便于培养幼儿对细微图的兴趣和观察能力
2	掌握幼儿进行看书、翻书游戏的方法	1. 育婴师和幼儿面对面坐着，让幼儿自己翻书，看书的主体是幼儿。 2. 育婴师让幼儿看图画书，用幼儿能理解的语言，讲述图画书的内容。 3. 只要幼儿喜欢听，相同的内容可以多次反复讲述，幼儿需要反复地倾听，才能逐渐地理解。 4. 育婴师在幼儿多遍倾听的基础上，可以提出简单的问题，如"这是什么""这是谁""在干什么"等，让幼儿指图回答问题或用单词回答问题

❖ 操作重点

（1）本项目适合年龄 2～3 岁的幼儿。

（2）掌握按幼儿年龄要求选择图书的方法。

（3）掌握幼儿进行看书、翻书游戏的方法。

❖ 操作难点

（1）培养幼儿对图书的兴趣。

（2）根据幼儿的理解水平提出简单的问题。

❖ **操作材料**

操作材料包括：婴儿垫1个；娃娃模型1个；各种图书各1本。

❖ **操作要领**

1. 图书选择的要领

（1）图书的内容要符合幼儿的认知水平。

（2）2～3岁幼儿所看的图书内容以描述幼儿生活中简单的情节为主，每页码以简单句为单位。

（3）图书的构图清晰，线条简单。

（4）2～3岁幼儿所看的图书在主要人物的基础上，可以添加一些小的辅助图，便于培养幼儿对细微图的兴趣和观察能力。

2. 指导幼儿进行看书、翻书游戏的要领

（1）育婴师和幼儿面对面坐着，让幼儿自己翻书，看书的主体是幼儿（图2.3.27）。

（2）育婴师让幼儿看图画书，用幼儿能理解的语言，讲述图画书的内容。

（3）只要幼儿喜欢听，相同的内容可以多次反复讲述，幼儿需要反复地倾听，才能逐渐地理解。

（4）育婴师在幼儿多遍倾听的基础上，可以提出简单的问题，如"这是什么""这是谁""在干什么"等，让幼儿指图回答问题或用单词、短语回答问题（图2.3.28）。

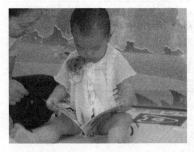 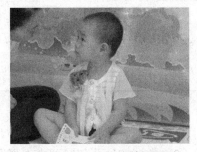

图2.3.27　看书听故事　　　　　　　图2.3.28　回答简单问题

3. 注意事项

（1）培养幼儿对图书的兴趣应作为重要目标。

（2）育婴师的提问要符合幼儿的理解水平。

实训案例3——幼儿识图认物训练

❖ 学习目标

序　号	技能点分解	技　能　要　求
1	掌握为幼儿进行识图认物做好准备的方法	1. 选择幼儿认识过的卡片《新理念宝宝认读卡》。 2. 准备和卡片相匹配的实物或模具。 3. 用托盘将学具装好
2	掌握为幼儿进行识图认物游戏的方法	1. 育婴师和幼儿面对面坐着，育婴师出示一张水果卡片，让幼儿说出水果的名称。 2. 育婴师拿出水果实物，让幼儿说出水果名称。 3. 将水果卡片一张一张摆放在幼儿面前，让幼儿将水果实物逐一对应放在卡片上

❖ 操作重点

（1）本项目适合年龄 2~2 岁 6 个月的幼儿。

（2）掌握为幼儿进行识图认物做好准备的方法。

（3）掌握为幼儿进行识图认物游戏的方法。

❖ 操作难点

（1）幼儿的学习是通过动手操作来实现的，要让幼儿在动手操作中实现识图认物。

（2）识图认物的过程是建立大脑神经连接的过程，要重视过程而不是结果。

❖ 操作材料

操作材料包括：婴儿垫 1 个；娃娃模型 1 个；水果卡片 1 盒；水果模具若干个（与卡片数量相等）。

❖ 操作要领

1. 材料准备的要领

（1）选择幼儿认识过的卡片《新理念宝宝认读卡》水果卡片 4 张。

（2）准备和卡片相匹配的实物或模具，种类数量与卡片相等。

（3）用托盘将学具装好。

2. 指导幼儿识图认物的要领

（1）育婴师和幼儿面对面坐着，育婴师出示一张水果卡片，让幼儿说出水果的名称，回忆已有的表象（图 2.3.29）。

（2）育婴师拿出水果实物，让幼儿说出水果名称（图2.3.30）。

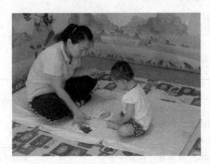
图2.3.29　看卡片

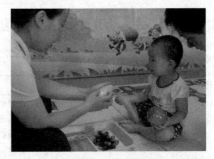
图2.3.30　说水果名称

（3）将水果卡片一张一张摆放在幼儿面前（图2.3.31），让幼儿将水果实物逐一对应放在卡片上（图2.3.32）。

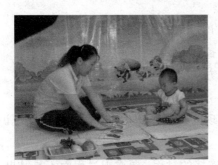
图2.3.31　拿实物（一）

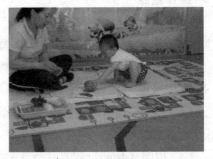
图2.3.32　拿实物（二）

3. 注意事项

（1）一定要让幼儿自己动手操作，育婴师不能代替。

（2）幼儿在寻找对应的过程对大脑的刺激很重要，要有耐心让幼儿完成这个过程。

实训案例4——幼儿儿歌图谱阅读训练

❖ **学习目标**

序　号	技能点分解	技　能　要　求
1	掌握按幼儿的认知水平做好儿歌图谱阅读准备的方法	1. 选择适合2～3岁幼儿认知水平的图谱书。 2. 在图谱书中选择一首适合幼儿认知水平的儿歌。 3. 游戏垫一块

（续）

序 号	技能点分解	技 能 要 求
2	掌握指导幼儿进行儿歌图谱阅读的方法	1. 育婴师出示总图，让幼儿观察图回答问题，理解儿歌内容。 2. 幼儿看着总图，育婴师朗读儿歌，让幼儿认真倾听。 3. 让幼儿告诉老师听到了什么？把听到的儿歌说出来，如果幼儿不能全部说出，育婴师就继续念，幼儿继续听，直至把儿歌内容全部说出来。 4. 育婴师打开图谱，说一句儿歌，让幼儿找出相对应的图谱，进行句子和图谱的对应联系。 5. 点读图谱念儿歌。育婴师用左手食指点读，幼儿用右手食指跟育婴师点读，逐步过渡到幼儿自己点读。强调点图谱，而不提倡点字

❖ **操作重点**

（1）本项目适合年龄2～3岁的幼儿。

（2）掌握按幼儿的认知水平做好儿歌图谱阅读准备的方法。

（3）掌握指导幼儿进行儿歌图谱阅读的方法。

❖ **操作难点**

（1）在育婴师的问题的引导下让幼儿充分观察图并回答问题，是帮助幼儿理解的关键。

（2）培养幼儿倾听的能力，通过把听到的说出来是很有效的方法。

❖ **操作材料**

操作材料包括：婴儿垫1个；娃娃模型1个；阅读图谱1套。

❖ **操作要领**

1. 材料准备的要领

（1）选择适合2～3岁幼儿认知水平的图谱书。

（2）在图谱书中选择一首适合幼儿认知水平的儿歌。

（3）游戏垫一块。

2. 指导幼儿阅读图谱念儿歌的要领

（1）育婴师出示总图，让幼儿观察图回答问题，理解儿歌内容。

（2）幼儿看着总图，育婴师朗读儿歌，让幼儿认真倾听（图2.3.33）。

（3）让幼儿告诉老师听到了什么？把听到的儿歌说出来，如果幼儿不能全部说出，育婴师就继续念，幼儿继续听，直至把儿歌内容全部说出来。

（4）育婴师打开图谱，说一句儿歌，让幼儿找出相对应的图谱，进行句子和图谱的对应联系（图2.3.34）。

（5）点读图谱念儿歌。育婴师用左手食指点读，幼儿用右手食指跟育婴师

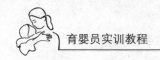
点读，逐步过渡到幼儿自己点读。强调点图谱，而不提倡点字。

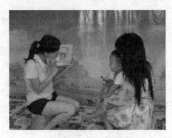

图 2.3.33　听儿歌

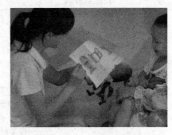

图 2.3.34　对应联系

3. 注意事项

（1）在育婴师问题的引导下让幼儿充分观察图并回答问题，是帮助幼儿理解的关键。

（2）培养幼儿倾听的能力，通过把听到的说出来是很有效的方法。

实训案例5——幼儿图画书阅读训练

❖ **学习目标**

序　号	技能点分解	技 能 要 求
1	掌握按幼儿的认知水平做好图画书阅读准备的方法	1. 选择适合 2～3 岁幼儿认知水平的图画书。 2. 游戏垫 1 块
2	掌握指导幼儿进行图画书阅读的方法	1. 育婴师出示图画书，让幼儿观察封面，引发阅读的兴趣。 2. 育婴师逐页讲述图画书的内容，让幼儿完整欣赏图画书的故事情节。 3. 育婴师让幼儿逐页观察图画书图像，回答简单的问题，理解故事情节。 4. 育婴师和幼儿一起讲述故事，育婴师从半辅助过渡到不辅助

❖ **操作重点**

（1）本项目适合年龄 2～3 岁的幼儿。

（2）掌握按幼儿的认知水平做好图画书阅读准备的方法。

（3）掌握指导幼儿进行图画书阅读的方法。

❖ **操作难点**

（1）培养幼儿对阅读感兴趣。

（2）理解图画书的内容是阅读的关键。

❖ **操作材料**

操作材料包括：婴儿桌椅 1 套；娃娃模型 1 个；图画书 1 套。

❖ **操作要领**

1. 材料准备的要领

（1）选择适合 2～3 岁幼儿认知水平的图画书，应该是内容与幼儿的生活接近，语言简练，通俗易懂。

（2）游戏垫 1 块。

2. 指导幼儿阅读图画书的要领

（1）育婴师出示图画书，让幼儿观察封面，提些猜想性的问题，如"发生了什么事情""他们在干什么"等，引发幼儿阅读的兴趣（图 2.3.35）。

（2）育婴师逐页讲述图画书的内容，让幼儿完整欣赏图画书的故事情节（图 2.3.36）。

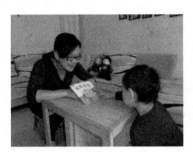

图 2.3.35　引导观察封面，引发兴趣

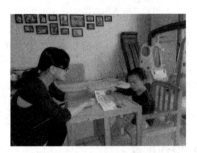

图 2.3.36　完整欣赏故事

（3）育婴师让幼儿逐页观察图画书图像，回答简单的问题，理解故事情节（图 2.3.37）。

（4）育婴师和幼儿一起讲述故事，育婴师从半辅助过渡到不辅助。半辅助指用提问帮助幼儿讲述或者育婴师讲述上半句，幼儿接着讲（图 2.3.38）。

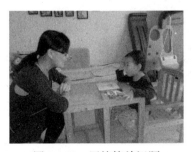

图 2.3.37　回答简单问题

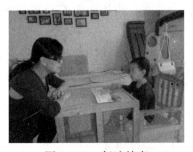

图 2.3.38　复述故事

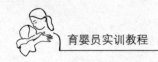

3. 注意事项

（1）培养幼儿对阅读感兴趣是阅读活动的目的，育婴师要通过故事的情节来激发幼儿的兴趣。

（2）理解图画书的内容是阅读的关键，育婴师可以通过引导幼儿观察图画中人物的表情和动作，来帮助幼儿理解。

实训案例6——幼儿节律游戏训练

❖ **学习目标**

序 号	技能点分解	技 能 要 求
1	掌握为幼儿的节律游戏做准备的方法	1. 响板每人 1 个。 2. "小鸭子"的音乐
2	掌握指导幼儿进行节律游戏的方法	1. 家长带领幼儿坐在育婴师的对面，呈半圆形。 2. 育婴师拍打响板说："小鸭子叫，嘎嘎嘎，宝宝喜欢吗？"育婴师走到幼儿跟前问："你叫什么名字？"幼儿回答了，育婴师让幼儿打响板。 3. 育婴师发给每名幼儿一个响板，让幼儿听音乐拍打响板，并发出"嘎嘎嘎"的声音。 4. 收拾玩具，让幼儿将响板放到育婴师的托盘里

❖ **操作重点**

（1）本项目适合年龄 2～3 岁的幼儿。

（2）掌握为幼儿的节律游戏做准备的方法。

（3）掌握指导幼儿进行节律游戏的方法。

❖ **操作难点**

（1）培养幼儿对节律游戏感兴趣。

（2）培养幼儿在众人面前大声介绍自己。

❖ **操作材料**

操作材料包括：婴儿垫 1 个；娃娃模型 1 个；响板 2 个；播放器 1 个；音乐光盘 1 张。

❖ **操作要领**

1. 材料准备的要领

（1）响板每人 1 个。

（2）"小鸭子"的音乐。

2. 指导幼儿节律游戏的要领

（1）家长带领幼儿坐在育婴师的对面，呈半圆形。

（2）育婴师拍打响板说："小鸭子叫，嘎嘎嘎，宝宝喜欢吗？（图 2.3.39）"育婴师走到幼儿跟前问："你叫什么名字？"幼儿回答了，育婴师让幼儿打响板（图 2.3.40）。

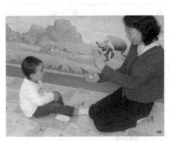

图 2.3.39　提问

（3）育婴师发给每个幼儿一个响板，让幼儿听音乐拍打响板，并发出"嘎嘎嘎"的声音（图 2.3.41）。

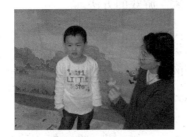 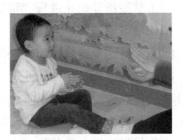

图 2.3.40　回答　　　　　　　　　图 2.3.41　拍打节律

（4）收拾玩具，让幼儿将响板放到育婴师的托盘里。

3. 注意事项

（1）培养幼儿对节律游戏感兴趣是活动的目的，育婴师不要过于要求幼儿按节奏拍打，只要幼儿能积极参与就可以了。

（2）鼓励幼儿在集体面前大声地介绍自己的名字。

实训项目三　指导幼儿认知活动

实训案例1——幼儿分类游戏训练"帮颜色娃娃找家"

❖ **学习目标**

序　号	技能点分解	技　能　要　求
1	掌握为幼儿进行"帮颜色娃娃找家"游戏准备的方法	1. 准备红、黄、蓝、绿 4 种颜色的几何片装在托盘里。 2. 准备红、黄、蓝、绿 4 种颜色的小塑料盆（或小碗）

（续）

序　号	技能点分解	技　能　要　求
2	掌握指导幼儿进行"帮颜色娃娃找家"游戏的方法	1. 出示红、黄、蓝、绿4种颜色的几何片装在托盘里，逐一出示不同颜色的几何片，让幼儿说出颜色。 2. 出示红、黄、蓝、绿4种颜色的小塑料盆，让幼儿说出颜色，并告诉幼儿"这是红色的家""这是黄色的家""这是绿色的家""这是蓝色的家"。 3. 让幼儿帮助小塑料片找到自己的家

❖ **操作重点**

（1）本项目适合年龄2～3岁的幼儿。

（2）掌握为幼儿进行"帮颜色娃娃找家"游戏准备的方法。

（3）掌握指导幼儿进行"帮颜色娃娃找家"游戏的方法。

❖ **操作难点**

（1）开展这个游戏的前提是幼儿已经认识红、黄、蓝、绿4种颜色。

（2）游戏过程是帮助幼儿建立类的概念的过程，尽量让幼儿通过自己的观察比较操作完成，育婴师不宜包办。

❖ **操作材料**

操作材料包括：婴儿垫1个；娃娃模型1个；红、黄、蓝、绿4种颜色的几何片1盘；托盘2个；红、黄、蓝、绿4种颜色的小塑料碗（盆）各1个。

❖ **操作要领**

1. 材料准备的要领

（1）选择的几何片红、黄、蓝、绿4种颜色应当是原色，不要接近色。

（2）选择的红、黄、蓝、绿4种颜色的小塑料的颜色要与几何片的颜色对应。

2. 指导幼儿游戏的方法要领

（1）出示红、黄、蓝、绿4种颜色的几何片装在托盘里，逐一出示不同颜色的几何片，让幼儿说出颜色，复习对颜色的认知。

（2）出示红、黄、蓝、绿4种颜色的小塑料盆，让幼儿说出颜色，并告诉幼儿"这是红色的家""这是黄色的家""这是绿色的家""这是蓝色的家"。

（3）让幼儿帮助小塑料片找到自己的家（图2.3.42）。进行对应投入，逐步建立按颜色分类的概念（图2.3.43）。

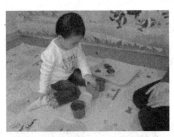
图 2.3.42　按颜色找塑料卡片

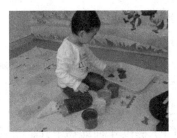
图 2.3.43　"找对了"

3. 注意事项

（1）开展这个游戏的前提是幼儿已经认识红、黄、蓝、绿 4 种颜色。

（2）游戏过程是帮助幼儿建立类的概念的过程，尽量让幼儿通过自己的观察比较后动手操作完成，育婴师不宜包办。

本案例情景模拟详见情景模拟：24 个月幼儿颜色认知的训练。

实训案例2——幼儿配对游戏训练"找相同"

❖ **学习目标**

序　号	技能点分解	技 能 要 求
1	掌握为幼儿进行配对游戏"找相同"准备的方法	1. 准备《新理念宝宝认读卡〈家禽家畜〉》1 套。 2. 准备小塑料夹子 6 把、托盘 1 个
2	掌握指导幼儿进行配对游戏"找相同"的方法	1. 提供几种动物卡片，每种两张，逐一出示卡片，让幼儿说出动物名称。 2. 让幼儿找出一样的动物卡片排在一起。 3. 将相同的卡片重叠，再用塑料夹子夹起，放入托盘

❖ **操作重点**

（1）本项目适合年龄 2～2 岁 6 月的幼儿。

（2）掌握为幼儿进行配对游戏"找相同"准备的方法。

（3）掌握指导幼儿进行配对游戏"找相同"的方法。

❖ **操作难点**

（1）开展这个游戏的前提是幼儿已经认识这些动物。

（2）游戏过程是帮助幼儿理解相同的意义，提供的种类 3～4 种即可。

❖ **操作材料**

操作材料包括：婴儿垫 1 个；娃娃模型 1 个；《新理念宝宝认读卡〈家禽家畜〉》1 盒；托盘 2 个；塑料夹子 6 个。

❖ 操作要领

1. 材料准备的要领

（1）选择准备《新理念宝宝认读卡〈家禽家畜〉》1套，内有一式二份。

（2）准备小塑料夹子6把，托盘1个。

2. 指导幼儿游戏的方法要领

（1）提供4种动物卡片，每种两张，逐一出示卡片，让幼儿说出动物名称，复习对动物的认知。

（2）让幼儿找出相同的、一样的动物卡片排在一起（图2.3.44）。

（3）将相同的卡片重叠，再用塑料夹子夹起（图 2.3.45），放入托盘（图2.3.46）。

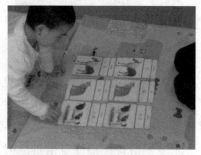

图 2.3.44　找相同的动物卡片

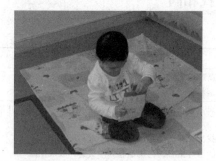

图 2.3.45　相同卡片夹起来

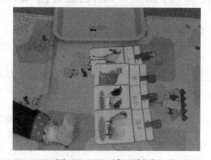

图 2.3.46　放入托盘

3. 注意事项

（1）开展这个游戏的前提是幼儿已经认识这些动物。

（2）游戏过程是帮助幼儿理解相同的意义，提供的种类3～4种即可。

实训案例3——幼儿排序游戏训练"数字小火车"

❖ 学习目标

序　号	技能点分解	技　能　要　求
1	掌握为幼儿进行排序游戏"数字小火车"准备的方法	1. 准备0～9的数字卡片1套。 2. 准备数字小火车玩具1个

（续）

序　号	技能点分解	技　能　要　求
2	掌握指导幼儿进行排序游戏"数字小火车"的方法	1. 逐一出示数字卡片，让幼儿说出名称，了解幼儿认识哪些数字。 2. 出示"数字火车"玩具，让幼儿说出车厢上的数字，了解数字的顺序。 3. 根据幼儿认识数字的能力，确定火车车厢的长度，将车厢的每节断开，让幼儿按数字的顺序连接。 4. 让幼儿将连接好的车厢的数字再念一遍，检查是否正确

❖ **操作重点**

（1）本项目适合年龄 3 岁的幼儿。

（2）掌握为幼儿进行排序游戏"数字小火车"准备的方法。

（3）掌握指导幼儿进行排序游戏"数字小火车"的方法。

❖ **操作难点**

（1）开展这个游戏的前提是幼儿已经认识 0～9 的数字。

（2）在幼儿尚未掌握 0～9 的数字顺序时，育婴师可以通过卡片数字排序，给予幼儿拼接小火车排序的支持。

❖ **操作材料**

操作材料包括：婴儿垫 1 个；娃娃模型 1 个；0～9 的数字卡片 1 套；托盘 1 个；"数字小火车"玩具 1 个。

❖ **操作要领**

1. 材料准备的要领

（1）准备 0～9 的数字卡片 1 套，并放入托盘。

（2）准备"数字小火车"玩具 1 个。

2. 指导幼儿游戏的方法要领

（1）逐一出示数字卡片，让幼儿说出名称，了解幼儿认识哪些数字（图 2.3.47）。

（2）让幼儿将数字卡片按顺序排列。

（3）出示"数字火车"玩具，让幼儿说出车厢上的数字，了解数字的顺序（图 2.3.48）。

（4）根据幼儿认识数字的能力，确定火车车厢的长度，将车厢的每节断开，让幼儿按数字的顺序连接。如果幼儿有困难时，可以提醒幼儿参照卡片的顺序（图 2.3.49）。

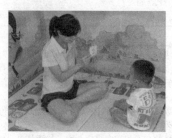

图 2.3.47　认数字

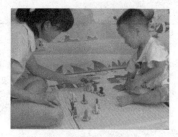

图 2.3.48　说数字

（5）让幼儿将连接好的车厢的数字再念一遍，检查是否正确（图 2.3.50）。

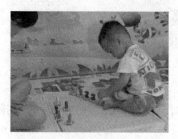

图 2.3.49　按顺序连接小火车

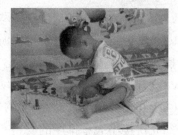

图 2.3.50　再检查一遍

3. 注意事项

（1）开展这个游戏的前提是幼儿已经认识 0~9 的数字。

（2）在幼儿尚未掌握 0~9 的数字顺序时，育婴师可以通过卡片数字顺序给予幼儿拼接小火车顺序的支持。

实训案例4——幼儿点数的训练

❖ **学习目标**

序　号	技能点分解	技　能　要　求
1	掌握为幼儿进行"点数游戏"准备的方法	1. 准备塑料的动物玩具 5 种，各 1 个。 2. 托盘 1 个
2	掌握指导幼儿进行"点数游戏"的方法	1. 在幼儿面前摆放塑料的动物玩具，让幼儿说出动物的名称。 2. 让幼儿伸出右手食指，跟着育婴师的手，点数小动物。 3. 让幼儿自己独立点数

❖ **操作重点**

（1）本项目适合年龄 3 岁的幼儿。

（2）掌握为幼儿进行"点数游戏"准备的方法。

（3）掌握指导幼儿进行"点数游戏"的方法。

❖ **操作难点**

（1）当幼儿不能手口一致点数时育婴师的辅助方法。

（2）掌握点数的正确方法。

❖ **操作材料**

操作材料包括：幼儿桌椅1套；娃娃模型1个；塑料的动物玩具5只；托盘1个。

❖ **操作要领**

1. 材料准备的要领

（1）准备塑料的动物玩具5种，各1个，动物的形象要可爱。

（2）准备托盘一个。

2. 指导幼儿游戏的方法要领

（1）逐一出示塑料的动物玩具，让幼儿说出动物的名称，激发幼儿的兴趣（图2.3.51）。

（2）将动物玩具排成一排（图2.3.52）。

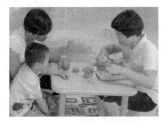
图 2.3.51　出示塑料动物玩具

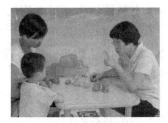
图 2.3.52　排整齐

（3）让幼儿伸出右手食指，跟着育婴师的手，点数小动物。育婴师点数的速度要慢，要手口一致，要按从左到右的顺序点数（图2.3.53）。

（4）根据幼儿的能力，让幼儿学习自己点数（图2.3.54）。

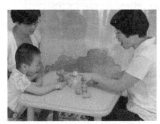
图 2.3.53　点数（一）

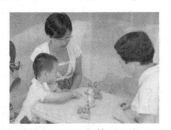
图 2.3.54　点数（二）

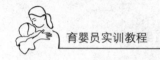

3. 注意事项

（1）当幼儿不能手口一致点数时育婴师应采取辅助措施。

（2）全辅助时，可以手把手地点数；半辅助时可以让幼儿的小手跟着育婴师的大手点数。

实训案例5——幼儿泥工游戏训练"搓汤圆"

❖ 学习目标

序　号	技能点分解	技　能　要　求
1	掌握为幼儿进行泥工"搓汤圆游戏"准备的方法	1. 准备橡皮泥每人 1 块。 2. 小碗、小勺各 1 份。 3. 布娃娃 1 个
2	掌握指导幼儿进行泥工"搓汤圆游戏"的方法	1. 和幼儿面对面坐着，育婴师抱着布娃娃说："元宵节到了，我们做汤圆给布娃娃吃"。 2. 每人 1 小块橡皮泥，育婴师示范搓圆的动作，让幼儿模仿，强调手掌对搓旋转的动作。 3. 将搓好的汤圆放进小碗，让幼儿喂娃娃吃汤圆

❖ 操作重点

（1）本项目适合年龄 3 岁的幼儿。

（2）掌握为幼儿进行泥工"搓汤圆游戏"准备的方法。

（3）掌握指导幼儿进行泥工"搓汤圆游戏"的方法。

❖ 操作难点

（1）培养幼儿参与泥工活动的兴趣。

（2）运用游戏的口吻组织活动。

❖ 操作材料

操作材料包括：幼儿桌椅 1 套；娃娃模型 1 个；橡皮泥 1 罐；小碗小勺 1 套。

❖ 操作要领

1. 材料准备的要领

（1）准备橡皮泥每人 1 块。

（2）小碗小勺各 1 份。

（3）布娃娃 1 个。

2. 指导幼儿游戏的方法要领

（1）和幼儿面对面坐着，育婴师抱着布娃娃以游戏的口吻说："元宵节到了，我们做汤圆给布娃娃吃。"如图 2.3.55 所示。

（2）每人一小块橡皮泥，育婴师示范搓圆的动作，让幼儿模仿，强调手掌对搓旋转的动作（图 2.3.56）。

（3）将搓好的汤圆放进小碗，让幼儿喂娃娃吃汤圆（图 2.3.57）。

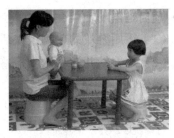

图 2.3.55　引出游戏

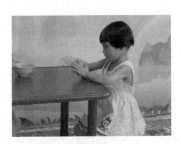

图 2.3.56　搓汤圆

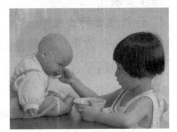

图 2.3.57　喂汤圆

3. 注意事项

活动结束要组织幼儿洗手。

实训案例6——幼儿纸工活动训练"撕面条"

❖ 学习目标

序　号	技能点分解	技　能　要　求
1	掌握为幼儿进行纸工活动"撕面条游戏"准备的方法	1. 准备长方形的容易撕的纸张每人 1 张。 2. 小碗筷子各 1 份。 3. 布娃娃 1 个
2	掌握指导幼儿进行纸工活动"撕面条游戏"的方法	1. 育婴师抱着布娃娃说："布娃娃肚子饿了，我们做面条给娃娃吃。" 2. 提供长方形的纸张，育婴师示范撕面条。 3. 让幼儿模仿将纸撕成条状，放在小碗里。 4. 让幼儿用筷子喂面条给娃娃吃。 5. 结束时要将碎纸张收拾干净，幼儿要洗手

❖ 项目重点

（1）本项目适合年龄 3 岁的幼儿。

（2）掌握为幼儿进行纸工活动"撕面条游戏"准备的方法。

（3）掌握指导幼儿进行纸工活动"撕面条游戏"的方法。

❖ **项目难点**

（1）运用游戏的口吻组织活动。

（2）培养幼儿活动后收拾整理的习惯。

❖ **操作材料**

操作材料包括：幼儿桌椅 1 套；娃娃模型 1 个；长方形的容易撕的纸张 2 张；小碗筷 2 套。

❖ **操作要领**

1. 材料准备的要领

（1）准备长方形的容易撕的纸张每人 1 张。

（2）小碗筷子各 1 套。

（3）布娃娃 1 个。

2. 指导幼儿游戏的方法要领

（1）育婴师抱着布娃娃说："布娃娃肚子饿了，我们做面条给娃娃吃。"如图 2.3.58 所示。

（2）提供长方形的纸张，育婴师示范撕面条（图 2.3.59）。

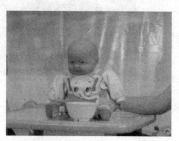

图 2.3.58 "布娃娃饿了"

（3）让幼儿模仿将纸撕成条状，放在小碗里（图 2.3.60）。

（4）让幼儿用筷子喂面条给娃娃吃。

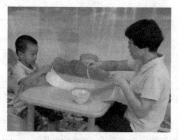

图 2.3.59 育婴师示范撕"面条"

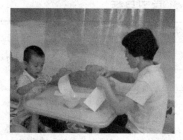

图 2.3.60 幼儿自己撕"面条"

3. 注意事项

结束时要将碎纸张收拾干净，幼儿要洗手。

实训案例7——幼儿涂鸦活动训练"画面条"

❖ **学习目标**

序　号	技能点分解	技 能 要 求
1	掌握为幼儿进行涂鸦活动"画面条游戏"准备的方法	1. 准备彩色蜡笔每人1支。 2. 纸和垫板1份
2	掌握指导幼儿进行涂鸦活动"画面条游戏"的方法	1. 育婴师提供一支蜡笔和一张纸，在纸上画线条，说，"画面条"，激发幼儿的兴趣。 2. 将笔递给幼儿，让幼儿模仿在纸上画线条，边画边说"画面条"。 3. 育婴师要及时鼓励幼儿

❖ **操作重点**

（1）本项目适合年龄2岁的幼儿。

（2）掌握为幼儿进行涂鸦活动"画面条游戏"准备的方法。

（3）掌握指导幼儿进行涂鸦活动"画面条游戏"的方法。

❖ **操作难点**

（1）培养幼儿涂鸦兴趣。

（2）培养幼儿良好的涂鸦习惯。

❖ **操作材料**

操作材料包括：幼儿桌椅1套；娃娃模型1个；彩色蜡笔1盒；纸和垫板1套。

❖ **操作要领**

1. 材料准备的要领

（1）准备彩色蜡笔每人1支。

（2）纸和垫板1份，事先夹好，每人只提供1张纸。

2. 指导幼儿游戏的方法要领

（1）育婴师提供1支蜡笔和1张纸，在纸上画线条，边画边说："画面条给宝宝吃"，激发幼儿的兴趣（图2.3.61）。

（2）育婴师将笔递给幼儿，让幼儿模仿在纸上画线条，边画边说："画面条"（图2.3.62）。

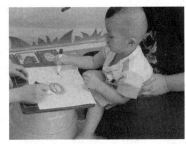

图2.3.61　育婴师教幼儿画"面条"

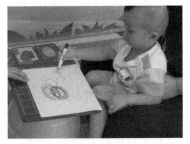

图2.3.62　幼儿自己动手画

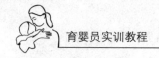

（3）在幼儿画面条过程中，育婴师要及时鼓励幼儿，不要过多指导，以免挫伤幼儿的积极性。

3. 注意事项

当幼儿把笔画在除纸以外的地方，育婴师应及时制止，告诉幼儿只能画在纸上。

实训项目四　培养婴幼儿情绪情感与社会性行为

实训案例1——与婴儿的交往游戏"模仿面部动作"

❖ 学习目标

序　号	技能点分解	技　能　要　求
1	掌握按"模仿面部动作"游戏的要求做好准备的方法	1. 准备游戏垫。 2. 大号布娃娃
2	掌握指导婴儿进行"模仿面部动作"游戏的方法	1. 婴儿躺在游戏垫上。 2. 育婴师和婴儿面对面，反复做张口、闭口动作并发"啊"的音，引发婴儿的注意和模仿。 3. 当婴儿会做张口、闭口的动作，可以再进行圆唇发"呜"的音等

❖ 操作重点

（1）本项目适合年龄4～6个月的婴儿。

（2）掌握按"模仿面部动作"游戏的要求做好准备的方法。

（3）掌握指导婴儿进行"模仿面部动作"游戏的方法。

❖ 操作难点

（1）育婴师和婴儿的面部距离不能大于30厘米。

（2）育婴师的面部动作要夸张，放慢速度。

❖ 操作材料

操作材料包括：婴儿垫1个；娃娃模型1个。

❖ 操作要领

1. 材料准备的要领

（1）准备游戏垫。

（2）大号布娃娃。

2. 指导婴儿游戏的方法要领

（1）婴儿躺在游戏垫上，育婴师先引逗其开心。

（2）育婴师和婴儿面对面，反复做张口、闭口动作并发"啊"的音，引发婴儿的注意力和模仿力（图2.3.63）。

（3）当婴儿会做张口、闭口的动作，可以再进行圆唇发"呜"的音等（图2.3.64）。

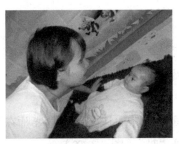 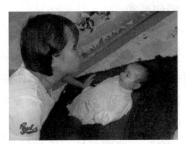

图2.3.63 "啊"　　　　　　　　　　　图2.3.64 "呜"

3. 注意事项

（1）育婴师和婴儿的面部距离不能大于30厘米。

（2）育婴师的面部动作要夸张，放慢速度。

实训案例2——与婴儿的交往游戏"藏猫猫"

❖ **学习目标**

序　号	技能点分解	技 能 要 求
1	掌握按"藏猫猫"游戏的要求做好准备的方法	1. 准备单色小毛巾1条。 2. 婴儿躺在游戏垫上
2	掌握指导婴儿进行"藏猫猫"游戏的方法	1. 示范游戏：育婴师用毛巾蒙在自己的脸上，俯在孩子面前，让婴儿找育婴师在哪里，育婴师拉下毛巾并笑着对婴儿说"喵"。 2. 引导婴儿参与游戏，育婴师重新用毛巾蒙上脸，让婴儿找育婴师在哪里，当婴儿拉下毛巾时育婴师笑着对婴儿说"喵"。 3. 游戏可以反复进行

❖ **操作重点**

（1）本项目适合年龄4～6个月的婴儿。

（2）掌握按"藏猫猫"游戏的要求做好准备的方法。

（3）掌握指导婴儿进行"藏猫猫"游戏的方法。

❖ **操作难点**

（1）要选择单色、无图案的毛巾。

（2）毛巾是遮在育婴师的脸上，让婴儿寻找，而不是把毛巾遮在婴儿的脸上。

❖ **操作材料**

操作材料包括：婴儿垫 1 个；娃娃模型 1 个；小毛巾 1 条。

❖ **操作要领**

1. 材料准备的要领

（1）准备单色、无图案小毛巾 1 条。

（2）当婴儿情绪良好时，让婴儿躺在游戏垫上。

2. 指导婴幼儿游戏的方法要领

（1）育婴师用毛巾把脸蒙上，俯在婴儿面前，然后让婴儿找育婴师在哪里（图 2.3.65），育婴师拉下毛巾并笑着对婴儿说“喵”（图 2.3.66）。

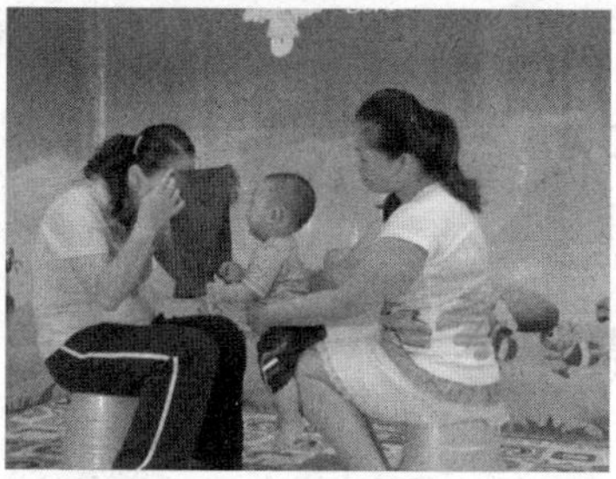

图 2.3.65 “老师哪里去了？”

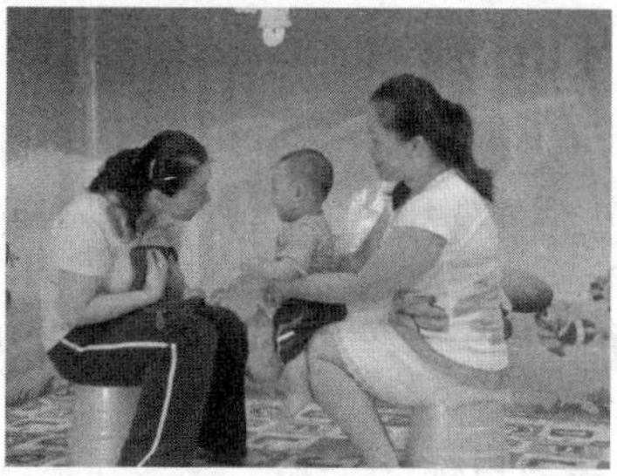

图 2.3.66 “找到了”

（2）重新用毛巾蒙上脸，让婴儿找育婴师在哪里，当婴儿拉下毛巾时，育婴师笑着对婴儿说“喵”（图 2.3.67、图 2.3.68）。

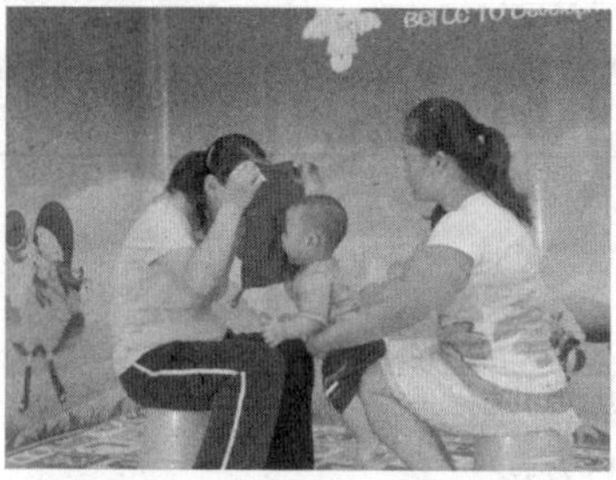

图 2.3.67 “老师又没有了？”

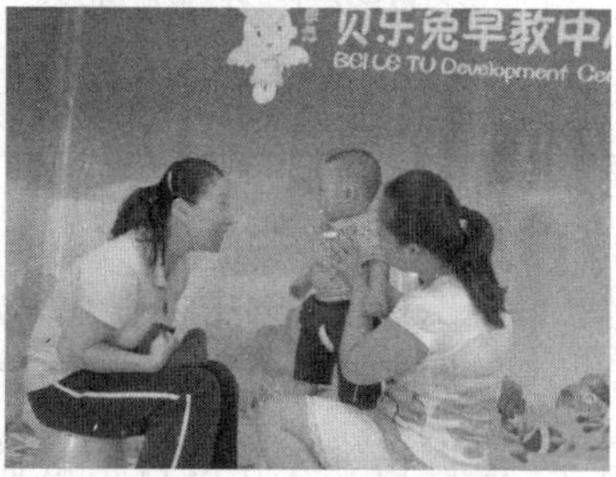

图 2.3.68 又“找到了”

（3）游戏反复进行。

3. 注意事项

（1）要选择单色的毛巾。不能用颜色鲜艳、有图案的毛巾，否则会分散婴幼儿的注意力。

（2）毛巾是遮在育婴师的脸上，让婴儿寻找，而不是把毛巾遮在婴幼儿的脸上。

实训案例3——与婴幼儿的交往游戏"小摇船"

❖ **学习目标**

序　号	技能点分解	技　能　要　求
1	掌握按"小摇船"游戏的要求做好准备的方法	1. 准备游戏垫。 2. 大号布娃娃。 3. 一曲轻松优美、节奏鲜明的轻音乐。儿歌"小摇船，轻轻摇，摇得宝宝眯眯笑"
2	掌握指导婴幼儿进行"小摇船"游戏的方法	1. 育婴师跪在垫子上，双手搂着面对自己的婴幼儿，并与婴幼儿保持一定的距离。 2. 育婴师随着音乐边念儿歌边摇晃身体；第1遍音乐左右摇动身体。 3. 第2遍音乐前后摇动身体。 4. 第3遍音乐，将婴幼儿抱起，平托在双臂上，随意摇动。 5. 第4遍音乐用双手夹住幼儿腋窝，将其悬在空中，随意摇动；音乐结束时，转一个圈，将婴幼儿放下

❖ **操作重点**

（1）本项目适合年龄13～15个月的幼儿。

（2）掌握按"小摇船"游戏的要求做好准备的方法。

（3）掌握指导幼儿进行"小摇船"游戏的方法。

❖ **操作难点**

（1）游戏过程中育婴师要与幼儿进行眼神对视。

（2）育婴师的动作要轻缓，注意安全。

❖ **操作材料**

操作材料包括：婴儿垫1个；娃娃模型1个；轻音乐光盘1张；三用机1台。

❖ **操作要领**

1. 材料准备的要领

（1）准备游戏垫。

（2）大号布娃娃。

（3）一曲轻松优美、节奏鲜明的轻音乐，儿歌"小摇船，轻轻摇，摇得宝宝眯眯笑"。

2. 指导幼儿游戏的方法要领

（1）育婴师坐在垫子上，双手搂着面对自己的幼儿，并与婴幼儿保持一定的距离。

（2）育婴师随着音乐边念儿歌边摇晃身体，在放第 1 遍音乐时左右摇动身体（图 2.3.69）。

（3）放第 2 遍音乐时前后摇动身体（图 2.3.70）。

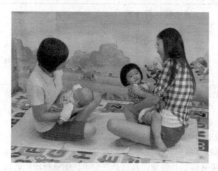　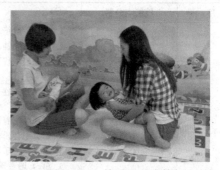

图 2.3.69　左右摇动身体　　　　　　　　图 2.3.70　前后摇动身体

（4）放第 3 遍音乐时，将婴幼儿抱起，平托在双臂上，随意摇动（图 2.3.71）。

（5）放第 4 遍音乐时，用双手夹住幼儿腋窝，将其悬在空中，随意摇动；音乐结束时，转一个圈，将婴幼儿放下（图 2.3.72）。

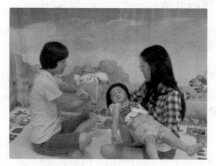　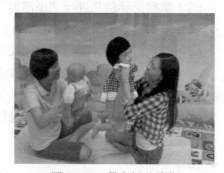

图 2.3.71　横向摇动幼儿　　　　　　　　图 2.3.72　悬空摇动幼儿

3. 注意事项

（1）游戏过程中育婴师要与幼儿进行眼神对视。

（2）育婴师的动作要轻缓，注意安全。

实训案例4——与幼儿的交往游戏"宝宝华尔兹"

❖ **学习目标**

序 号	技能点分解	技 能 要 求
1	掌握按"宝宝华尔兹"游戏的要求做好准备的方法	1. 准备游戏垫。 2. 大号布娃娃。 3. 选一首 3/4 节拍的优美舒缓的乐曲
2	掌握指导婴儿进行"宝宝华尔兹"游戏的方法	1. 育婴师和婴幼儿面对面自然抱好，音乐响起时先站在圈上听音乐，体验节奏的快慢。 2. 育婴师随着音乐慢慢地随着节奏做前进步、后退步、旋转步。 3. 要用目光与婴幼儿进行情感交流

❖ **操作重点**

（1）本项目适合年龄 13～15 个月的幼儿。

（2）掌握按"宝宝华尔兹"游戏的要求做好准备的方法。

（3）掌握指导幼儿进行"宝宝华尔兹"游戏的方法。

❖ **操作难点**

（1）游戏过程中育婴师要与幼儿进行眼神对视。

（2）育婴师的动作要轻缓，注意安全。

❖ **操作材料**

操作材料包括：婴儿垫 1 个；娃娃模型 1 个；3/4 节拍的轻音乐光盘 1 张；三用机 1 台。

❖ **操作要领**

1. 材料准备的要领

（1）准备游戏垫。

（2）大号布娃娃。

（3）选一首 3/4 节拍的优美舒缓的乐曲。

2. 指导幼儿游戏的方法要领

（1）育婴师和幼儿面对面自然抱好，音乐响起时先站在圈上听音乐，体验节奏的快慢（图 2.3.73）。

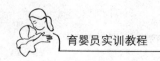

（2）育婴师随着音乐慢慢地随节奏做前进步、后退步、旋转步（图2.3.74）。

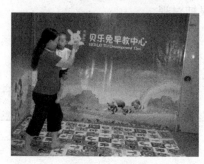
图2.3.73　体验

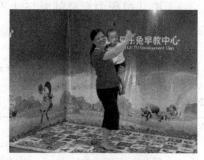
图2.3.74　找节奏

（3）要用目光与幼儿进行情感交流。

3. 注意事项

（1）游戏过程中育婴师要与幼儿进行眼神对视。

（2）育婴师的动作要轻缓，注意安全。

实训案例5——与幼儿的交往游戏"风来了"

❖ **学习目标**

序　号	技能点分解	技　能　要　求
1	掌握按"风来了"游戏的要求做好准备的方法	1. 准备游戏垫。 2. 大号布娃娃 3. "模拟风声的音乐"磁带
2	掌握指导幼儿进行"风来了"游戏的方法	1. 育婴师有节奏地做身体倒下去的动作，边说"风来了，风来了"，吸引幼儿注意。 2. 育婴师边说，"呼——风来了，风来了"，边轻轻推幼儿，让幼儿也做身体倒下去的动作。 3. 听音乐，育婴师和幼儿一起随节奏做"风来了"的动作，育婴师的动作要夸张，尽量用自己的动作激发幼儿的情绪

❖ **操作重点**

（1）本项目适合年龄24～30个月的幼儿。

（2）掌握按"风来了"游戏的要求做好准备的方法。

（3）掌握指导幼儿进行"风来了"游戏的方法。

❖ **操作难点**

（1）游戏过程中育婴师要有激情，能调动幼儿参与游戏的积极性。

（2）育婴师的动作要夸张，当幼儿会配合游戏时，可以用"大风""小风"来区分动作的幅度。

❖ **操作材料**

操作材料包括：婴儿垫 1 个；娃娃模型 1 个；3/4 节拍的轻音乐光盘 1 张；三用机 1 台。

❖ **操作要领**

1. 材料准备的要领

（1）准备游戏垫。

（2）大号布娃娃。

（3）"模拟风声的音乐"磁带。

2. 指导婴幼儿游戏的方法要领

（1）育婴师有节奏地做身体倒下去的动作，边说"风来了，风来了"，吸引幼儿注意（图 2.3.75）。

（2）育婴师边说，"呼——风来了，风来了"，边轻轻推幼儿，让幼儿也做身体倒下去的动作（图 2.3.76）。

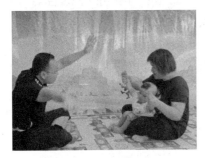 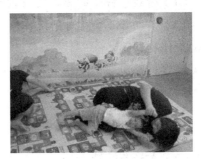

图 2.3.75 "风来了"　　　　　图 2.3.76 风"吹倒了"幼儿

（3）听音乐，育婴师和幼儿一起随节奏做"风来了"的动作，育婴师的动作要夸张，尽量用自己的动作激发幼儿的情绪。

3. 注意事项

（1）游戏过程中育婴师要有激情，能调动幼儿参与游戏的积极性。

（2）育婴师的动作要夸张，当幼儿会配合游戏时，可以用"大风""小风"来区分动作的幅度。

实训案例6——与幼儿的交往游戏"滚红球"

❖ **学习目标**

序 号	技能点分解	技 能 要 求
1	掌握按"滚红球"游戏的要求做好准备的方法	1. 准备游戏垫。 2. 大号布娃娃。 3. 红色的大波波球一个
2	掌握指导幼儿进行"滚红球"游戏的方法	1. 育婴师出示红色的大波波球，问："这是什么颜色的球？"让幼儿模仿说"红色的球"。 2. 育婴师请家长配合将球滚来滚去，并念儿歌"红红的球，圆又圆，滚来又滚去"。 3. 幼儿坐在家长的前方，背对家长，与育婴师面对面，育婴师将球滚给幼儿，幼儿在家长的协助下将球再滚给育婴师

❖ **操作重点**

（1）本项目适合年龄24～30个月的幼儿。

（2）掌握按"滚红球"游戏的要求做好准备的方法。

（3）掌握指导幼儿进行"滚红球"游戏的方法。

❖ **操作难点**

（1）游戏过程中育婴师要有激情，能调动幼儿参与游戏的积极性。

（2）若幼儿不会推球的动作，育婴师可以辅助幼儿。

❖ **操作材料**

操作材料包括：婴儿垫1个；娃娃模型1个；红色的大波波球1个。

❖ **操作要领**

1. 材料准备的要领

（1）准备游戏垫。

（2）大号布娃娃。

（3）红色的大波波球一个。

2. 指导幼儿游戏的方法要领

（1）育婴师出示红色的大波波球，问："这是什么颜色的球？"让幼儿模仿说"红色的球"（图2.3.77）。

（2）育婴师请家长配合将球滚来滚去，并念儿歌"红红的球，圆又圆，滚来又滚去。"

（3）幼儿坐在家长的前方，背对家长，与育婴师面对面，育婴师将球滚给幼儿，幼儿在家长的协助下将球再滚给育婴师（图2.3.78）。

3. 注意事项

（1）游戏过程中育婴师要有激情，能调动幼儿参与游戏的积极性。

（2）当幼儿不会推球的动作时，育婴师可以辅助幼儿。

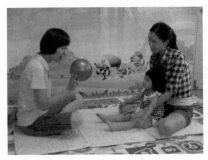 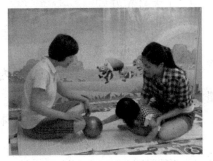

图 2.3.77　指认红色大波波球　　　　　图 2.3.78　滚动红色大波波球

实训案例7——与幼儿的交往游戏"转转转"

❖ **学习目标**

序　号	技能点分解	技　能　要　求
1	掌握按"转转转"游戏的要求做好准备的方法	1. 准备游戏垫。 2. 大号布娃娃。 3. 呼啦圈 1 个
2	掌握指导婴儿进行"转转转"游戏的方法	1. 育婴师和幼儿一起钻进圈内，用手握着圈，面对面站着，身体可往后略微倾斜。 2. 在原地慢慢旋转，让幼儿体验旋转的乐趣。 3. 边念儿歌边旋转："呼啦圈，圆又大，妈妈带我玩一玩，站在里面转一转，好像转椅转起来"

❖ **操作重点**

（1）本项目适合年龄 30~36 个月的幼儿。

（2）掌握按"转转转"游戏的要求做好准备的方法。

（3）掌握指导幼儿进行"转转转"游戏的方法。

❖ **操作难点**

（1）游戏过程中育婴师要有激情，能调动幼儿参与游戏的积极性。

（2）转的动作要慢一点。

❖ **操作材料**

操作材料包括：婴儿垫 1 个；娃娃模型 1 个；呼啦圈 1 个。

❖ 操作要领

1. 材料准备的要领

（1）准备游戏垫。

（2）大号布娃娃。

（3）呼啦圈一个。

2. 指导幼儿游戏的方法要领

（1）育婴师和幼儿一起钻进圈内，用手握着圈，面对面站着，身体可往后略微倾斜（图 2.3.79）。

（2）在原地慢慢旋转，让幼儿体验旋转的乐趣。

（3）边念儿歌边旋转："呼啦圈，圆又大，妈妈带我玩一玩，站在里面转一转，好像转椅转起来"（图 2.3.80）。

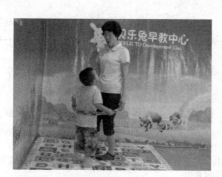
图 2.3.79　钻进去

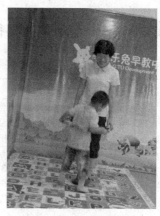
图 2.3.80　转起来

3. 注意事项

（1）游戏过程中育婴师要有激情，能调动幼儿参与游戏的积极性。

（2）转的动作要慢一点。

情景模拟：15 个月幼儿"指认卡片"训练

训练目的：让学员对知识进行再加工，针对训练幼儿"指认卡片"训练融入沟通进行剧本加工，形成一个仿真模拟场景，锻炼学员跟幼儿的沟通能力、操作能力。

训练方法：在掌握课本知识的基础上，然后通过角色扮演，一位扮演育婴员，一位扮演幼儿，针对本次任务，进行情景实践演练，完成本次任务。

训练举例

育婴员和幼儿面对面坐在游戏垫上。

育婴员："宝宝看，苹果、苹果、苹果、苹果。"（育婴员将卡片放在脸的左侧，与口腔平行，用缓慢的速度播放卡片，当幼儿注视的眼神即将离开卡片时，更换另一张卡片）"草莓、草莓、草莓、草莓。"

育婴员：（将苹果和草莓的卡片排在幼儿面前）"宝宝，苹果哪一张，指一下。"

幼儿：（用手指出）

育婴员："宝宝真棒！宝宝草莓哪一张，指一下。"

幼儿：（用手指出）

育婴员："宝宝真棒！"

情景模拟：24 个月幼儿颜色认知的训练

训练目的：让学员对知识进行再加工，针对本次任务情景融入沟通进行剧本加工，形成一个仿真模拟场景，锻炼学员跟幼儿的沟通能力、操作能力。

训练方法：在掌握课本知识的基础上，然后通过角色扮演，一位扮演育婴员，一位扮演幼儿，针对本次任务，进行情景实践演练，完成本次任务。

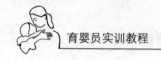

训练举例

育婴员和幼儿面对面坐在游戏垫上。

育婴员："宝宝看，这是红色。"（育婴员拿着红色丝巾）"这是红色。"（育婴员拿着红色毛巾）"这是红色。"（育婴员拿着红色袜子）"这是红色。"（育婴员拿着红色积木）"这是红色。"（育婴员拿着红色几何片）"这是红色。"（育婴员拿着红色塑料碗）"这是红色。"（育婴员拿着红色塑料花）"哦，这些都是红色的。"（育婴员用手指圈一下这些红色的物品说）

育婴员：（拿着红色丝巾）"这是什么颜色？"

幼儿："红色。"

育婴员：（拿着红色毛巾）"这是什么颜色？"

幼儿："红色。"

育婴员：（拿着红色袜子问）这是什么颜色？

幼儿：红色。

育婴员：（拿着红色积木）"这是什么颜色？"

幼儿："红色。"

育婴员：（拿着红色几何片）这是什么颜色？

幼儿："红色。"

育婴员：（拿着红色塑料碗）"这是什么颜色？"

幼儿："红色。"

育婴员：（拿着红色塑料花）"这是什么颜色？"

幼儿："红色。"

育婴员："宝宝真棒！知道这些都是红色的。"

本模块测试评价

❖ **实训指导教师对学员的综合评价表**

评价项目	评价内容	评价结果	备　　注
学习能力	技能训练的完成	好□　中□　差□	
	模块中相关知识的应用	好□　中□　差□	
	分析问题、解决问题的能力	好□　中□　差□	
学习态度	态度认真与否	好□　中□　差□	
	完成技能训练的主动性	好□　中□　差□	
对模块内容的掌握	掌握模块的基本技能要求	好□　中□　差□	
	重点、难点的掌握	好□　中□　差□	
	模块的综合完成情况	好□　中□　差□	
其他	遵守劳动纪律	好□　中□　差□	
	遵守操作规程	好□　中□　差□	
总评	实训指导教师签字：　　　　　　　　　　　　年　　月　　日		

❖ **学员自评评价表**

1. 通过本模块的学习，是否达到了您预期的学习目标？
　　□ 完全达到　　　　□ 达到　　　　□ 基本达到　　　　□ 没有达到

2. 本模块学习内容通过自学是否能够掌握？
　　□ 掌握很好　　　　□ 掌握　　　　□ 基本掌握　　　　□ 未掌握

3. 通过学习本模块内容，您是否能够独立完成技能训练？
　　□ 能独立完成　　　　□ 基本能独立完成　　　　□ 不能独立完成

4. 本模块中的重点、难点选择是否准确？
　　□ 非常准确　　　　□ 准确　　　　□ 基本准确　　　　□ 不准确

5. 本模块中的重点、难点您是否掌握？
　　□ 掌握很好　　　　□ 掌握　　　　□ 基本掌握　　　　□ 未掌握

第三部分　高级育婴师实训（三级）

实训模块一　生活照料

实训项目编号	实训项目名称	技 能 要 求
实训项目一	婴幼儿食谱编制	1. 能制作蔬菜汁。 2. 能制作果汁。 3. 能制作瓜果及根茎类蔬菜泥。 4. 能制作叶菜类蔬菜泥果泥。 5. 能制作碎末、碎块状食物
实训项目二	预防与消毒	能进行奶瓶的消毒

实训项目一　婴幼儿食谱编制

实训案例1——4～6个月龄婴儿食谱编制

❖ 学习目标

序　号	技能点分解	技 能 要 求
1	食物品种和质地的选择	1. 以奶为主要食物。 2. 选择适合4～6个月龄婴儿的食物，如米糊及新鲜的时令蔬果。 3. 根据婴儿的发育情况，制作细腻度适宜的泥糊状食物
2	准备制备食物的器具	1. 消毒好制作泥糊状食物的器具，如搅拌机、蒸锅、勺子、煮锅、刀等。 2. 人工喂养的婴儿，必须洗净奶瓶、奶嘴、奶瓶盖、奶勺、夹瓶器等冲奶器具，并消毒好
3	合理安排4～6个月龄婴儿一天饮食	1. 定时喂养、每餐间隔3～4小时。 2. 奶量保证600～800毫升/天。 3. 根据婴儿的生长发育情况及消化吸收功能，由液体状食物逐步过渡到泥糊状食物，按顺序逐步添加强化铁米糊、菜泥、果泥等奶以外食物

❖ 操作重点

（1）6个月之前以奶为主要食物。

（2）根据婴儿的发育情况，逐步引入泥糊状食物。

（3）婴儿身体状况良好的情况，才逐步添加新的食物。

（4）饮食清淡，为 6 个月之前婴儿制作辅食时，不添加食盐和酱油。

❖ **操作难点**

（1）每添加一种新食物应遵循由少到多、由稀到稠的原则，每种新食物应适应 3～7 天，观察婴儿的消化吸收情况。

（2）辅食的制备和储存都应该保证清洁卫生，使用清洁的双手和容器。

❖ **实例列举**

4～6 个月婴儿一日膳食列表

时　　间		食　　谱
上午	06：00	母乳或配方奶 120～150 毫升
	08：00	果汁或蔬菜汁 50～80 毫升
	10：00	米糊 15～25 克，菜泥 20 克
下午	13：00	母乳或配方奶 120～150 毫升
	15：00	果泥或菜泥 20 克
	17：00	母乳或配方奶 120～150 毫升
晚上	20：00	母乳或配方奶 120～150 毫升
	24：00 至翌日 03：00	母乳或配方奶 120～150 毫升

实训案例2——7～12月龄婴儿食谱编制

❖ **学习目标**

序　号	技能点分解	技　能　要　求
1	食物品种和质地的选择	1. 以奶为主要食物。 2. 选择适合 7～12 个月龄婴儿的食物如粥、婴儿面条及新鲜的时令蔬果、碎肉等，训练婴儿的咀嚼吞咽功能。 3. 根据婴儿的发育情况，由泥状食物逐步过渡到碎末、碎块状食物
2	准备制备食物的器具	1. 消毒好制作碎末、碎块状食物的器具如蒸锅、勺子、煮锅、刀等。 2. 人工喂养的婴儿，必须洗净奶瓶、奶嘴、奶瓶盖、奶勺、夹瓶器等冲奶器具，并消毒好
3	合理安排 7～12 个月龄婴儿的一天饮食	1. 定时喂养、每餐间隔 3～4 小时。 2. 奶量 600～800 毫升/天，谷类 50～100 克，蔬菜 25～50 克，一个蛋黄或一个鸡蛋，鱼/禽/畜肉 25～50 克，油脂类 5 克。 3. 逐步引入动物性食品，尝试蛋黄及鱼等海鲜类食物时，应观察婴儿是否出现过敏症状 4. 根据婴儿的生长发育情况及消化吸收功能，由泥状食物逐步过渡到碎末、碎块状食物，训练婴儿的咀嚼吞咽功能

❖ **操作重点**

（1）1 岁之前以奶为主要食物。

（2）根据婴儿的发育情况，由泥状食物逐步过渡到碎末、碎块状食物。

（3）婴儿身体状况良好的情况，才逐步添加新的食物。

（4）饮食清淡，1岁之前制作辅食时，不添加食盐和酱油。

❖ 操作难点

（1）每添加一种新食物应遵循由少到多、由细到粗的原则，每种新食物应适应3～7天，观察婴儿的消化吸收情况。

（2）依据婴儿食欲和吃饱的信号提供食物，并且做到进餐次数和喂养方法符合婴儿年龄要求。

（3）辅食的制备和储存都应该保证清洁卫生，使用清洁的双手和容器。

❖ 实例列举

7～12个月婴儿一日膳食列表

时 间		食 谱
上午	06：00	母乳或配方奶150～200毫升
	09：00	母乳或配方奶150～200毫升
	10：00	蛋黄（全蛋或蒸蛋）或果泥25～50克
	12：00	肝泥粥（肝泥15克，大米30～50克），碎菜25～50克
下午	15：00	母乳或配方奶150～200毫升
	16：30	果泥或菜泥25～50克
晚上	18：00	儿童肉末蔬菜面条（面粉30～50克），碎菜20克，肉末15克
	21：00	母乳或配方奶150～200毫升

实训案例3——1～3岁幼儿一日食谱编制

❖ 学习目标

序 号	技能点分解	技 能 要 求
1	食物品种和烹调方法的选择	1. 逐步过渡到以谷类食物为主食，选择的食物原料易煮熟、易咀嚼、易消化，食物种类丰富，营养均衡。 2. 烹调方法以炒、煮、蒸、焖、烩等为主；炸、煎、烤法尽量不用或少用
2	准备制备食物的器具	1. 消毒好制作食物的器具如蒸锅、勺子、炒锅、刀、碗、盘等。 2. 吸奶工具由奶瓶逐步过渡为学饮杯，并消毒好
3	合理安排7～9月龄婴儿一天饮食	1. 逐步建立三餐、三点或两点的膳食制度。 2. 由以奶为主向正常膳食转化，讲究色、香、味。品种多样、比例适当、饮食定量、调配得当。 3. 谷类每日100～150g，蔬菜每日100～150克；水果100克；奶量350～500毫升/天；蛋类1个/日；鱼虾、肉等每日50～75克；油脂类每日20克

❖ **操作重点**

（1）逐步过渡到以谷类食物为主食。

（2）根据婴儿的发育情况，选择易咀嚼、消化的食物品种和烹调方法。

（3）遵循合理营养、均衡膳食的原则。

（4）饮食清淡，少盐少糖。

❖ **操作难点**

（1）清淡饮食，食盐的摄入量为成人的三分之一以下（2克/天或更少），不放味精。

（2）每种新的食物应尝试10～15次，耐心让婴儿逐步接受其不喜欢的食物。

（3）培养良好的饮食行为、定时定点定量，快乐进食。

❖ **实例列举**

1～3岁幼儿一日膳食列表

时 间		食 谱
上午	07：30 早餐	配方奶 200～250 毫升，面包 20 克
	09：30 早点	蒸鸡蛋羹（鸡蛋1个，植物油5克），苹果50～100克
	12：00 午餐	南瓜软饭（大米 50～75 克），清蒸鳕鱼（鳕鱼 30 克、酱油少许），虾皮炒青菜（虾皮 3 克、青菜 50 克、油 5 克），胡萝卜豆腐汤（胡萝卜 10 克、豆腐 10 克）
下午	15：00 午点	酸奶、水果（50 克）
	18：00 晚餐	蔬菜牛肉面条（面粉 50～60 克，青菜 50 克，牛肉 25 克）
晚上	20：00—21：00 晚点	配方奶 200～250 毫升

实训项目二 预防与消毒

实训案例——奶瓶的消毒

❖ **学习目标**

序 号	技能点分解	技 能 要 求
1	奶瓶的分类	1. 玻璃奶瓶。 2. 塑料奶瓶
2	怎样挑选好的奶瓶	1. 轻巧耐摔。 2. 易清洗。 3. 干净安全。 4. 耐热性高

(续)

序　号	技能点分解	技　能　要　求
3	选择消毒方式	1. 沸水消毒。 2. 蒸汽消毒
4	消毒前的准备	1. 流动的清水。 2. 奶瓶。 3. 奶瓶刷。 4. 奶瓶清洁液。 5. 煮奶器
5	奶瓶的消毒步骤	1. 先彻底清洗奶瓶、奶嘴和旋转盖。 2. 将奶嘴里外洗刷，并用清水冲洗干净。 3. 将煮奶器清水煮沸再放入要消毒的奶瓶和奶嘴；煮2～3分钟即可。 4. 或是将70毫升的水倒入发热底盘；将奶瓶放进下篮筐，瓶口朝下，其他细小配件如奶嘴、旋转盖等可放进上篮筐，将上下篮筐叠起。盖上盖子，轻按启动按钮。当水变成水蒸气即可

❖ **操作重点**

（1）奶瓶选择应不容易敲碎，以免伤害婴儿。

（2）玻璃类从冷水时放入；橡胶类应待水沸后放入，以免橡胶变软。

（3）物品应先清洁再煮沸消毒。

（4）奶瓶要全部浸入水中。

（5）煮沸消毒后的物品在取出和存放时要防止再污染。

❖ **操作难点**

（1）消毒后奶瓶的存放要做到无污染。

（2）奶瓶的蒸煮不应太久，否则会令表面黏性增加，出现细孔，加速物料老化。

❖ **操作材料**

操作材料包括：奶瓶1个；清洁液1瓶；奶瓶刷（大小）各1把；煮奶器1个。

❖ **操作要领**

（1）倒掉剩余的奶（图3.1.1）。

（2）把奶瓶全部拆开，分为奶瓶、奶嘴、奶帽三部分（图3.1.2）。

（3）用清水进行冲洗，确保没有食物残余（图3.1.3）。

（4）适当滴入几滴奶瓶清洗液（图3.1.4）。

（5）用奶瓶刷洗刷奶瓶内部（图3.1.5）以及瓶口螺纹处（图3.1.6）。

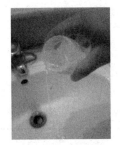

图 3.1.1 倒掉剩余的奶

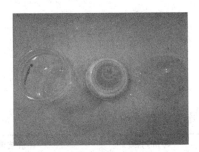

图 3.1.2 拆开奶瓶

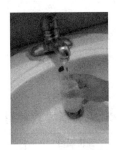

图 3.1.3 冲洗奶瓶

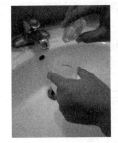

图 3.1.4 滴入清洗液

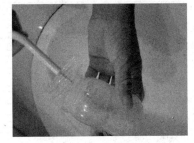

图 3.1.5 刷奶瓶（一）

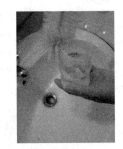

图 3.1.6 刷奶瓶（二）

（6）将奶嘴和奶嘴座拆下分开清洗（图 3.1.7）。

（7）将洗干净的奶瓶放入专用锅中蒸煮消毒，煮至水开后 3～5 分钟即可（图 3.1.8）。

（8）奶瓶消毒完后取出，将消毒锅清理干净，再放入消毒锅内，盖上锅盖，等下次备用再用温水冲洗即可（图 3.1.9）。

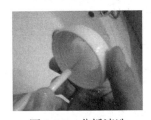

图 3.1.7 分拆清洗

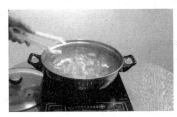

图 3.1.8 消毒

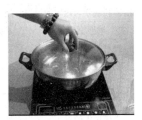

图 3.1.9 消毒锅

本模块测试评价

❖ **实训指导教师对学员的综合评价表**

评价项目	评价内容	评价结果	备　注
学习能力	技能训练的完成	好□　中□　差□	
	模块中相关知识的应用	好□　中□　差□	
	分析问题、解决问题的能力	好□　中□　差□	
学习态度	态度认真与否	好□　中□　差□	
	完成技能训练的主动性	好□　中□　差□	
对模块内容的掌握	掌握模块的基本技能要求	好□　中□　差□	
	重点、难点的掌握	好□　中□　差□	
	模块的综合完成情况	好□　中□　差□	
其他	遵守劳动纪律	好□　中□　差□	
	遵守操作规程	好□　中□　差□	
总评		实训指导教师签字：　　　　　年　月　日	

❖ **学员自评评价表**

1. 通过本模块的学习，是否达到了您预订的学习目标？
　□ 完全达到　　　□ 达到　　　□ 基本达到　　　□ 没有达到

2. 本模块学习内容通过自学是否能够掌握？
　□ 掌握很好　　　□ 掌握　　　□ 基本掌握　　　□ 未掌握

3. 通过学习本模块内容，您是否能够独立完成技能训练？
　□ 能独立完成　　　□ 基本能独立完成　　　□ 不能独立完成

4. 本模块中的重点、难点选择是否准确？
　□ 非常准确　　　□ 准确　　　□ 基本准确　　　□ 不准确

5. 本模块中的重点、难点您是否掌握？
　□ 掌握很好　　　□ 掌握　　　□ 基本掌握　　　□ 未掌握

您对本模块的操作技能等内容还有哪些更好的修改意见或建议：

实训模块二 保健与护理

实训项目编号	实训项目名称	技 能 要 求
实训项目一	常见症状护理	1. 能进行呕吐的护理。 2. 能进行小儿惊厥紧急处理
实训项目二	意外伤害的预防与处理	1. 能对骨折婴幼儿进行初步处理。 2. 能对溺水婴幼儿进行初步处理。 3. 能对触电婴幼儿进行初步处理。 4. 能对烫伤婴幼儿进行初步处理

实训项目一 常见症状护理

实训案例1——婴幼儿呕吐护理

❖ 学习目标

序 号	技能分解	技 能 要 求
1	分析呕吐的原因	1. 喂养不当：如吃太快、太多、太凉等。 2. 哭闹。 3. 吃饱后翻动。 4. 胃肠炎等异常
2	预防呕吐的措施	1. 喂奶温度适宜，不宜喂太多、太快。 2. 喂奶前换好尿布，喂饱后少翻动
3	按步骤处理婴幼儿呕吐	1. 将婴儿侧卧或面朝下趴在育婴师腿上或前臂，使其便于将呕吐物吐出，防止呛奶。 2. 用纸巾或毛巾将脸部污物擦去。 3. 用温水毛巾擦洗颈部及周围皮肤，必要时更换衣服

❖ 操作重点

（1）引起呕吐的原因很多，预防呕吐的发生很重要。

（2）婴幼儿呕吐后，做好皮肤护理。

❖ 操作难点

婴儿出现呕吐，应立即侧卧将其前倾，预防呕吐物呛入气管。

❖ 操作材料

操作材料包括：小毛巾1条；温水1盆。

❖ **操作要领**

（1）将婴儿侧卧或前倾趴在育婴师的大腿或前臂上（图 3.2.1）。

（2）停止呕吐后，用温水毛巾擦洗脸部、颈部等呕吐物污染的皮肤。必要时更换衣服（图 3.2.2）。

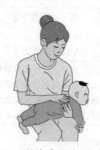

图 3.2.1　趴在育婴师的大腿上

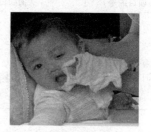

图 3.2.2　擦洗

实训案例2——婴儿惊厥护理

❖ **学习目标**

序　号	技能分解	技　能　要　求
1	分析惊厥的原因	1. 高热是发生惊厥的最常见的原因。 2. 颅内感染。 3. 新生婴儿颅内损伤
2	处理婴儿惊厥的原则	1. 平卧解开衣领，松开衣服、裤带。 2. 用手指掐人中穴。 3. 头偏向一侧，以免痰液吸入气管引起窒息。 4. 物理降温 5. 急送医院就医

❖ **操作重点**

（1）知道高热是发生惊厥的最常见的原因。

（2）高热时及时行物理降温，预防惊厥发生。

（3）保持镇静，紧急处。

（4）稍有稳定立即就医。

❖ **操作难点**

保持呼吸道通畅，预防窒息的发生。

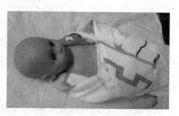

图 3.2.3　解开衣领

❖ **操作要领**

（1）平卧解开衣领，松开衣服，裤带（图 3.2.3）。

（2）用手指掐人中穴（图 3.2.4）。

（3）头偏向一侧，以免痰液被吸入气管引起窒息（图 3.2.5）。

（4）物理降温，同时紧急送医院就诊（图 3.2.6）。

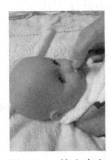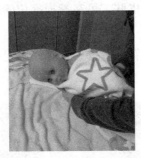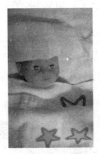

图 3.2.4　掐人中穴　　　　图 3.2.5　将头偏向一侧　　　　图 3.2.6　就医

实训项目二　意外伤害的处理

实训案例1——婴幼儿骨折的初步处理

❖ **学习目标**

序　号	技能点分解	技　能　要　求
1	保护伤口	如果伤害严重或是骨头穿透皮肤，可用消毒纱布包好，尽量不要碰到伤口
2	固定肢体	如果没有折骨伸出皮肤，可在受损部位的两侧固定肢体，防止进一步损伤
3	转运医院	如果怀疑婴幼儿的脊椎骨受损，要先固定头部，把身体放平，迅速用木板抬到医院进行治疗

❖ **操作重点**

不要去揉或捏骨折部位，试图把变形或弯曲的肢体弄直，这样只能加重骨折。

❖ **操作难点**

转运时应注意固定肢体或头颈部。

❖ **操作材料**

操作材料包括：医用绷带 1 卷；消毒纱布 1 卷。

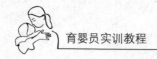

❖ **操作要领**

（1）如果伤害严重或是骨头穿透皮肤，可用消毒纱布包好，尽量不要碰到伤口（图3.2.7）。

（2）如果没有折骨伸出皮肤，可在受损部位的两侧固定肢体，防止进一步损伤（图3.2.8）。

（3）如果怀疑婴幼儿的脊椎骨受损，要先固定头部，把身体放平，迅速用木板抬到医院进行治疗（图3.2.9）。

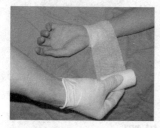 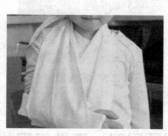 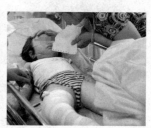

图3.2.7　包好伤口　　　　　　图3.2.8　固定肢体　　　　　　图3.2.9　就医

实训案例2——婴幼儿溺水的初步处理

❖ **学习目标**

序　号	技能点分解	技　能　要　求
1	清理呼吸道	清理口鼻，保持呼吸道通畅
2	排水	育婴员单腿跪地，一条腿屈膝，让婴幼儿的肚子趴在育婴师的膝盖上，头下垂，育婴师用手按压其背部
3	转运医院	如果已经停止呼吸，要首先做人工呼吸，并立即送到医院进行抢救

❖ **操作重点**

保持呼吸道通畅。

❖ **操作难点**

必要时及时做人工呼吸。

❖ **操作材料**

操作材料包括：娃娃模型1个。

❖ **操作要领**

（1）清理口鼻，保持呼吸道（图3.2.10）。

（2）育婴师单腿跪地，一条腿屈膝，让婴幼儿的肚子趴在育婴师的膝盖上，头下垂，育婴师用手按压其背部（图3.2.11）。

（3）如果已经停止呼吸，要首先做人工呼吸，并立即送到医院进行抢救（图3.2.12）。

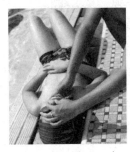 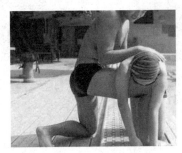 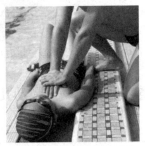

图3.2.10　清理口鼻　　　　　　图3.2.11　按压背部　　　　　　图3.2.12　人工呼吸

实训案例3——婴幼儿触电的初步处理

❖ **学习目标**

序　号	技能点分解	技　能　要　求
1	切断电源	采取穿胶底鞋、踩在干木板上等防护措施，可用干燥的木棍、竹竿等绝缘工具，把婴幼儿身上的电线挑开
2	心肺复苏	对呼吸、心跳已停止的婴幼儿，应立即做口对口吹气和胸外心脏挤压，不可中断，直到送进医院
3	保护烧伤创面	用干净纱布、被单等覆盖创面，待医生做进一步的处理

❖ **项目重点**

施救时防止自身触电。

❖ **项目难点**

必要时及时做心肺复苏。

❖ **操作材料**

操作材料包括：娃娃模型1个；消毒纱布1卷。

❖ **操作要领**

（1）采取穿胶底鞋、踩在干木板上等防护措施，可用干燥的木棍、竹竿等绝缘工具，把婴幼儿身上的电线挑开（图3.2.13）。

（2）对呼吸、心跳已停止的婴幼儿，应立即做口对口吹气和胸外心脏挤压，不可中断，直到送进医院（详见"心肺复苏"）。

（3）用干净纱布、被单等覆盖烧伤创面，待医生做进一步的处理（图3.2.14）。

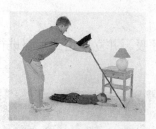

图 3.2.13　挑开电线

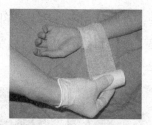

图 3.2.14　包好伤口

实训案例4——婴幼儿烫伤的初步处理

❖ **学习目标**

序　号	技能点分解	技　能　要　求
1	冷水浸泡	先用冷水浸泡或冲洗烫伤部位 20 分钟左右
2	伤口保护	在伤口上置一块清洁、无绒毛的纱布之后用抗生素药膏涂抹
3	转送医院	及时转送医院

❖ **操作重点**

保护伤口。

❖ **操作难点**

如果水泡已经形成，不要弄破。

❖ **操作材料**

操作材料包括：消毒纱布 1 卷。

❖ **操作要领**

（1）先用冷水浸泡或冲洗烫伤部位 20 分钟左右，以缓解疼痛，减弱红肿程度，防止形成水泡（图 3.2.15）。

（2）在伤口上置一块清洁、无绒毛的纱布之后用抗生素药膏涂抹（图 3.2.16）。

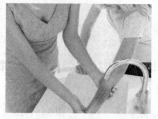

图 3.2.15　冷水浸泡烫伤部位

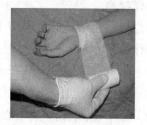

图 3.2.16　包好伤口

（3）及时转送医院作进一步处理。

本模块测试评价

❖ 实训指导教师对学员的综合评价表

评价项目	评价内容	评价结果	备　注
学习能力	技能训练的完成	好□　中□　差□	
	模块中相关知识的应用	好□　中□　差□	
	分析问题、解决问题的能力	好□　中□　差□	
学习态度	态度认真与否	好□　中□　差□	
	完成技能训练的主动性	好□　中□　差□	
对模块内容的掌握	掌握模块的基本技能要求	好□　中□　差□	
	重点、难点的掌握	好□　中□　差□	
	模块的综合完成情况	好□　中□　差□	
其他	遵守劳动纪律	好□　中□　差□	
	遵守操作规程	好□　中□　差□	
总评	实训指导教师签字：　　　　　　　　　　年　月　日		

❖ 学员自评评价表

1. 通过本模块的学习，是否达到了您预订的学习目标？

　　□ 完全达到　　　　□ 达到　　　　□ 基本达到　　　　□ 没有达到

2. 本模块学习内容通过自学是否能够掌握？

　　□ 掌握很好　　　　□ 掌握　　　　□ 基本掌握　　　　□ 未掌握

3. 通过学习本模块内容，您是否能够独立完成技能训练？

　　□ 能独立完成　　　　□ 基本能独立完成　　　　□ 不能独立完成

4. 本模块中的重点、难点选择是否准确？

　　□ 非常准确　　　　□ 准确　　　　□ 基本准确　　　　□ 不准确

5. 本模块中的重点、难点您是否掌握？

　　□ 掌握很好　　　　□ 掌握　　　　□ 基本掌握　　　　□ 未掌握

您对本模块的操作技能等内容还有哪些更好的修改意见或建议：

实训模块三　教育实施

实训项目编号	实训项目名称	技　能　要　求
实训项目一	训练婴幼儿动作能力	1. 选择和改编婴幼儿粗大动作游戏的要求。 （1）选择和改编婴幼儿粗大动作游戏的内容要符合婴幼儿粗大动作发展的年龄特点。 （2）选择和改编婴幼儿粗大动作游戏的方法要简单、有趣。 （3）选择和改编婴幼儿粗大动作游戏的形式要重复性强，简单动作反复多次。 2. 选择和改编婴幼儿精细动作游戏的要求。 （1）选择和改编婴幼儿精细动作游戏的内容要符合婴幼儿精细动作发展的年龄特点。 （2）选择和改编婴幼儿精细动作游戏的方法要示范在先，模仿在后。 （3）选择和改编婴幼儿精细动作游戏要重视婴幼儿参与的过程和练习的次数，不要过于强调结果
实训项目二	训练婴幼儿听和说能力	选择与改编婴幼儿听和说游戏的要求。 （1）0～1岁：加强婴儿听力与发音能力的训练，与认知活动相结合，用恰当的方式激发婴儿说话的需求。 （2）1～2岁：帮助婴儿增加词汇，指导时注意示范发音，运用游戏进行语言训练；选择与婴儿年龄相匹配的故事和儿歌进行训练。 （3）2～3岁：丰富婴幼儿的生活，在生活中学习语言，满足婴幼儿的求知欲，学习念儿歌、复述故事
实训项目三	指导婴幼儿认知活动	（1）选择与改编婴幼儿认知游戏的内容要符合婴幼儿认知发展的水平。 （2）选择与改编婴幼儿认知游戏的方法应采取直接操作和多感官参与的形式。 （3）选择与改编婴幼儿认知游戏应具有可重复进行的特点。 （4）选择与改编婴幼儿认知游戏应强调生活化、游戏化。 （5）婴幼儿认知能力的培养应注重训练的过程，不要过分追求训练的结果
实训项目四	培养婴幼儿情绪情感与社会性行为	（1）选择和改编亲子游戏的内容要符合婴幼儿心理发展的水平。 （2）选择和改编亲子游戏要符合趣味性、可操作性、重复性的原则。 （3）亲子游戏的玩法要简单易行，确保安全。 （4）亲子游戏所需的材料道具要生活化

实训项目一　训练婴幼儿动作能力

实训案例1——分析2个月婴儿粗大动作发展水平，设计游戏

　　A宝宝，男，2013年8月10日出生，剖腹产，正常。2013年10月9日婴

儿 2 个月，会俯卧抬头 90°，不会翻身。分析该婴儿粗大动作发展的发育月龄，根据该婴儿粗大动作发展的情况，设计粗大动作训练游戏。

❖ **学习目标**

序　号	技能点分解	技　能　要　求
1	掌握分析婴儿粗大动作发展水平的方法	对照《婴儿大动作发展顺序及年龄》评价该婴儿粗大动作的发育年龄
2	掌握根据婴儿粗大动作发展水平设计粗大动作训练的游戏方法	设计适合婴儿发育水平的粗大动作训练游戏两个

❖ **操作重点**

（1）掌握分析婴儿粗大动作发展水平的方法。

（2）掌握根据婴儿粗大动作发展水平设计粗大动作训练的游戏方法。

❖ **操作难点**

（1）把握 2 个月婴儿动作发展的特点。

（2）把握婴儿游戏的适宜年龄。

❖ **操作要领**

1. 分析

对照《婴儿大动作发展顺序及年龄》评价该婴儿粗大动作的发育年龄为 3.5 个月，该婴儿实际年龄为 2 个月，所以粗大动作的发育超前。

2. 设计游戏

设计适合这个婴儿发育水平的粗大动作训练游戏两个。

游戏 1——悬吊被单内侧翻

【游戏目的】 体验侧翻的感觉。

【游戏准备】 铺上地毯的场地、被单一条。

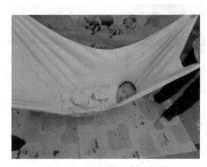
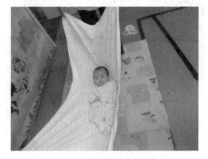

图 3.3.1　悬吊被单内侧翻　　　　　图 3.3.2　婴儿躺在吊床上

【游戏方法】

（1）育婴师向家长介绍活动目标，将婴儿仰卧在被单上，育婴师和家长各拉住被单的两个角，同方向将被单一侧抬高，然后换方向抬高。反复进行几次（图3.3.1）。

（2）将婴儿放在用被单做的吊床上，轻轻摇吊床（图3.3.2）。

游戏2——滚西瓜

【游戏目标】 训练被动翻身，发展本体感和平衡感。

【游戏准备】 地毯

【游戏方法】

（1）育婴师向家长介绍活动目标并用娃娃示范动作：婴儿仰卧在地毯上，把婴儿的左腿放在右腿上，育婴师的左手握婴儿的左手，右手轻轻推婴儿的背部（图3.3.3），使婴儿向右翻身，并念儿歌"滚滚滚，滚西瓜罗"（图3.3.4）。

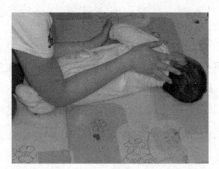

图3.3.3　向左滚（一）

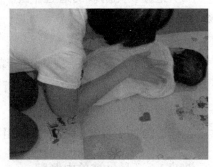

图3.3.4　向左滚（二）

（2）方法同上，方向相反（图3.3.5、图3.3.6）。

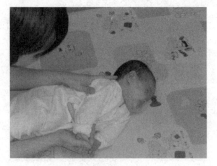

图3.3.5　向右滚（一）

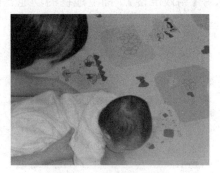

图3.3.6　向右滚（二）

实训案例2——分析8个月婴儿粗大动作发展水平，设计游戏

B 宝宝，男，2013 年 2 月 16 日出生，剖腹产，正常。2013 年 10 月 15 日婴儿 8 个月，会匍匐爬行，不会四点定位，不会从卧位坐起。根据该婴儿粗大动作发展的情况，设计粗大动作训练游戏。

❖ **学习目标**

序　号	技能点分解	技 能 要 求
1	掌握分析婴儿粗大动作发展水平的方法	对照《婴儿大动作发展顺序及年龄》评价该婴儿粗大动作的发育年龄
2	掌握根据婴儿粗大动作发展水平设计粗大动作训练的游戏的方法	设计适合婴儿发育水平的粗大动作训练游戏两个

❖ **操作重点**

（1）掌握分析婴儿粗大动作发展水平的方法。

（2）掌握根据婴儿粗大动作发展水平设计粗大动作训练的游戏的方法。

❖ **操作难点**

（1）把握 8 个月婴儿动作发展的特点。

（2）把握游戏的适宜年龄。

❖ **操作要领**

1. 分析

该婴儿实际月龄 8 个月，会匍匐爬行，不会四点定位，不会从卧位坐起，对照《婴儿大动作发展顺序及年龄》评价该婴儿粗大动作的发育年龄为 7.5 个月，该婴儿粗大动作的发育接近水平。

2. 设计游戏

设计适合这个婴儿发育水平的粗大动作训练游戏两个。

游戏 1——爬过去、按一下

【游戏目标】　学习四点定位、推拉腹爬，练习朝目标爬行。

【游戏准备】　按拨器人手一个。

【游戏方法】

（1）教师向家长介绍活动目标及方法。

（2）婴儿俯卧，进行四点定位练习（图 3.3.7）。

（3）家长和育婴师配合，两人同时握住婴儿双侧肘关节与小腿，做互相推拉动作，从而促进腹爬动作的出现。

（4）离婴儿眼睛 2 米处放按拨器，家长按响玩具，鼓励婴儿爬到按拨器（图3.3.8）。

（5）当婴儿爬到时，家长让婴儿用食指按按钮、拨玩具（图3.3.9）。

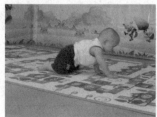
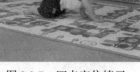

图 3.3.7　四点定位练习　　　　图 3.3.8　鼓励婴儿爬　　　　图 3.3.9　"爬到了"

（6）第二次让婴儿爬时，玩具的距离远一些。

游戏2——追车爬

【游戏目标】　练习向移动的目标爬去，加强爬行动作的协调性。

【游戏准备】　电动工程车玩具每人一辆。

【游戏方法】

（1）育婴师向家长介绍活动目标及玩法。

（2）育婴师出示电动工程车激发婴儿的兴趣，示范婴儿向"工程车"爬去（图3.3.10）。

（3）家长用电动工程车引逗婴儿对爬的兴趣，家长和婴儿一起爬行跟踪"工程车"（图3.3.11）。

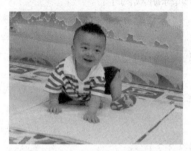
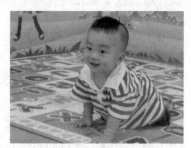

图 3.3.10　盯住"工程车"　　　　　　　图 3.3.11　爬向"工程车"

实训案例3——分析14个月幼儿粗大动作发展水平，设计游戏

C宝宝，男，2012年9月27日出生。剖腹产，正常。2013年11月30日幼儿14个月，会独自行走，不会拉车倒退走。根据该婴儿粗大动作发展的情况，设计粗大动作训练游戏两个。

❖ **学习目标**

序　号	技能点分解	技　能　要　求
1	掌握分析幼儿粗大动作发展水平的方法	对照《婴儿大动作发展顺序及年龄》评价该婴儿粗大动作的发育年龄
2	掌握根据幼儿粗大动作发展水平设计粗大动作训练的游戏的方法	设计适合幼儿发育水平的粗大动作训练游戏两个

❖ **操作重点**

（1）掌握分析幼儿粗大动作发展水平的方法。

（2）掌握根据婴幼儿粗大动作发展水平设计粗大动作训练的游戏的方法。

❖ **操作难点**

（1）把握14个月幼儿动作发展的特点。

（2）把握游戏的适宜年龄。

❖ **操作要领**

1. 分析

该幼儿实际月龄14个月，会独自行走，不会拉车倒退走。对照附录一《婴儿大动作发展顺序及年龄》评价该幼儿粗大动作的发育年龄为15个月，该幼儿粗大动作的发育属上等水平。

2. 设计游戏

设计适合这个幼儿发育水平的粗大动作训练游戏两个。

游戏1——拉车倒退走

【游戏目标】　学习倒退走。

【游戏准备】　小蜗牛拉车每人一辆。

【游戏方法】

（1）育婴师向家长介绍活动目标。

（2）育婴师用拉车示范倒退走。

（3）家长指导幼儿拉车倒退走，前进和倒退（图3.3.12）交替进行（图3.3.13）。

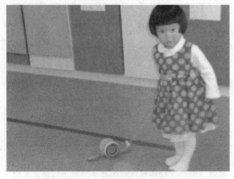

图 3.3.12　拉车前进

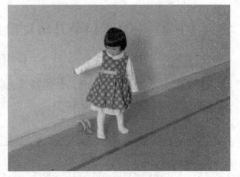

图 3.3.13　拉车倒退

游戏 2——踢球

【游戏目标】　初步学会踢球，训练眼和脚的统合。复习对红色的认识。

【游戏准备】　红色波波球每人 1 个。

【游戏方法】

（1）育婴师向家长介绍活动目标，示范玩法；育婴师出示球，问幼儿，"这是什么颜色的球"（图 3.3.14）。

（2）育婴师给每个幼儿 1 个球，说："给你红色的球"。家长将球放在幼儿脚边，鼓励婴幼儿踢球，家长再把球踢给幼儿，反复多次，达到一定的运动量（图 3.3.15）。

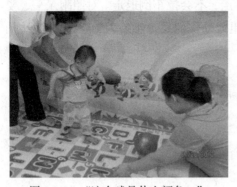

图 3.3.14　"这个球是什么颜色？"

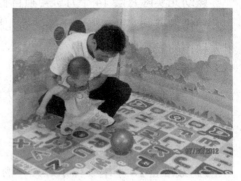

图 3.3.15　踢球

实训案例4——分析24个月幼儿粗大动作发展水平，设计游戏

D 宝宝，男，2012 年 2 月 26 日出生，顺产。2014 年 2 月 25 日幼儿 24 个

月，会跑，不会双脚向上跳。根据该幼儿粗大动作发展的情况，设计粗大动作训练游戏。

❖ **学习目标**

序　号	技能点分解	技　能　要　求
1	掌握分析幼儿粗大动作发展水平的方法	对照《婴儿大动作发展顺序及年龄》评价该婴幼儿粗大动作的发育年龄
2	掌握根据幼儿粗大动作发展水平设计粗大动作训练的游戏的方法	设计适合幼儿发育水平的粗大动作训练游戏两个

❖ **操作重点**

（1）掌握分析幼儿粗大动作发展水平的方法。

（2）掌握根据幼儿粗大动作发展水平设计粗大动作训练的游戏的方法。

❖ **操作难点**

（1）把握 24 个月幼儿动作发展的特点。

（2）把握游戏的适宜年龄。

❖ **操作要领**

1. 分析

该幼儿实际月龄 24 个月，会跑，不会双脚向上跳。对照附录一《婴儿大动作发展顺序及年龄》评价该幼儿粗大动作的发育年龄为 21.5 个月，该幼儿粗大动作的发育中等水平。

2. 设计游戏

设计适合该幼儿发育水平的粗大动作训练游戏两个。

游戏 1——兔子跳

【游戏目标】　练习在成人的帮助下跳的动作，为自主跳动作准备。

【游戏准备】　兔子头饰，兔跳音乐。

【游戏方法】

（1）育婴师向家长介绍活动目标及指导方法。

（2）育婴师出示兔子头饰，引发幼儿学习兔子跳的欲望。

（3）育婴师示范兔子跳的动作。

（4）育婴师和幼儿面对面手拉手，做向上跳的动作，兔子跳音乐做背景（图 3.3.16）。

（5）由幼儿独立做向上跳的动作，兔子跳音乐做背景（图 3.3.17）。

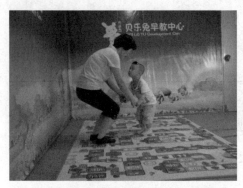

图 3.3.16　做兔子跳游戏（一）

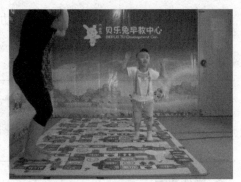

图 3.3.17　做兔子跳游戏（二）

游戏 2——猴子摘苹果

【游戏目标】　练习两脚向上跳。

【游戏准备】　苹果玩具每人 2 个，水果篮一个。

【游戏方法】

（1）育婴师向家长介绍活动目标及玩法。

（2）家长手拿苹果当苹果树，高度设置为幼儿跳一下能够得着，让幼儿学猴子向上跳（图 3.3.18）。

（3）幼儿将摘到的苹果放进果篮里。游戏进行 2～3 次（图 3.3.19）。

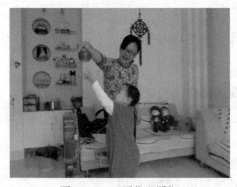

图 3.3.18　"再往上跳"

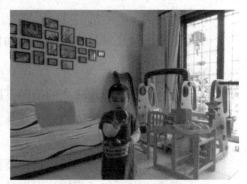

图 3.3.19　"摘到苹果了"

实训案例5——分析31个月幼儿粗大动作发展水平，设计游戏

E 宝宝，男，2010 年 8 月 6 日出生，剖腹产，正常。2013 年 3 月 5 日幼儿

31 个月，会跑，会双脚向上跳和向前跳，但不会走平衡木，不会单脚站立。根据该幼儿粗大动作发展的情况，设计粗大动作训练游戏。

❖ **学习目标**

序　号	技能点分解	技　能　要　求
1	掌握分析幼儿粗大动作发展水平的方法	对照《婴儿大动作发展顺序及年龄》评价该婴幼儿粗大动作的发育年龄
2	掌握根据幼儿粗大动作发展水平设计粗大动作训练的游戏的方法	设计适合幼儿发育水平的粗大动作训练游戏两个

❖ **操作重点**

（1）掌握分析幼儿粗大动作发展水平的方法。

（2）掌握根据幼儿粗大动作发展水平设计粗大动作训练的游戏的方法。

❖ **操作难点**

（1）把握 31 个月幼儿动作发展的特点。

（2）把握游戏的适宜年龄。

❖ **操作要领**

1. 分析

该幼儿实际月龄 31 个月，会跑，会双脚向上跳和向前跳，但不会走平衡木，不会独脚站立。对照附录一《婴儿大动作发展顺序及年龄》评价该幼儿粗大动作的发育年龄为 28.5 个月，该幼儿粗大动作的发育中等水平。

2. 设计游戏

设计适合这个幼儿发育水平的粗大动作训练游戏两个。

游戏 1——过河石

【游戏目标】　练习走过河石，训练身体的平衡性。

【游戏准备】　软包圆形平台 8 个。

【游戏方法】

（1）育婴师向家长介绍活动目标，将软包圆形平台排列成直线，示范走过河石。

（2）在家长保护下，幼儿练习走过河石。

（3）将过河石排成圆形，幼儿练习走过河石（图 3.3.20）。

（4）将过河石排成 S 形，幼儿练习走过河石（图 3.3.21）。

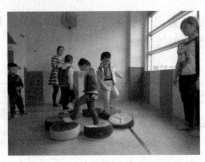
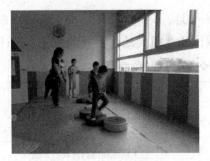

图 3.3.20　过河石（一）　　　　　　　　图 3.3.21　过河石（二）

游戏 2——小兔过小桥

【游戏目标】　复习跳的动作，练习走平衡木，训练平衡感，锻炼幼儿的胆量。

【游戏准备】　地上一条彩色纸条为起点，万象组合平衡木两条分开摆放，另一端场地上有许多萝卜。

【游戏方法】

（1）育婴师向家长介绍活动目标，讲解游戏方法。

（2）幼儿排成两队，一个跟着一个向前行进跳，育婴师念儿歌，"小白兔，白又白，两只耳朵竖起来，爱吃萝卜和青菜，蹦蹦跳跳真可爱"（图 3.3.22）。

（3）"小桥到了，请兔子过桥"，家长要保护幼儿，过了桥，幼儿到草地上拿一个萝卜，再往回走。游戏可以反复 2～3 次（图 3.3.23）。

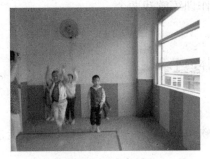
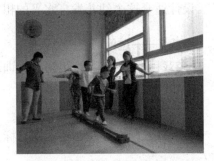

图 3.3.22　"小兔跳"　　　　　　　　图 3.3.23　小兔过小桥

实训案例6——分析4个月婴儿精细动作发展水平，设计游戏

F 宝宝，男，2013 年 8 月 15 日出生，剖腹产，正常。2013 年 12 月 14 日婴儿4个月，会看手玩手，但不会伸手拍。根据该婴儿精细动作发展的情况，设计精细动作训练游戏。

❖ **学习目标**

序　号	技能点分解	技 能 要 求
1	掌握分析婴儿精细动作发展水平的方法	对照《婴儿精细动作发展顺序及年龄》评价该婴儿精细动作的发育年龄
2	掌握根据婴儿精细动作发展水平设计精细动作训练的游戏的方法	设计适合婴儿发育水平的精细动作训练游戏两个

❖ **操作重点**

（1）掌握分析婴儿精细动作发展水平的方法。

（2）掌握根据婴儿精细动作发展水平设计精细动作训练的游戏的方法。

❖ **操作难点**

（1）把握4个月婴儿精细动作发展的特点。

（2）把握精细游戏的适宜年龄。

❖ **操作要领**

1. 分析

该婴儿实际月龄4个月，婴儿会看手，玩手，但不会伸手拍。对照附录二《婴儿精细动作发展顺序及年龄》评价该婴儿精细动作的发育年龄为2.8个月，该婴儿精细动作的发育中等水平。

2. 设计游戏

设计适合这个婴儿发育水平的精细动作训练游戏两个。

游戏1——玩悬挂玩具

【游戏目的】　发展触觉和手眼协调能力。训练手的抓握技能。

【游戏准备】　音乐健身架人手1个。

【游戏方法】

（1）育婴师向家长介绍活动目标并示范：育婴师拉动音乐健身架的音乐开关，引起婴儿的注意（图3.3.24）。

（2）育婴师握着婴儿的手去拍打、触摸音乐健身架上的玩具；鼓励婴儿自己去拍打、触摸音乐健身架上的玩具（图3.3.25）。

（3）由家长和婴儿一起玩，重点引导婴儿的主动性动作。

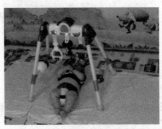

图 3.3.24　玩悬挂玩具（一）

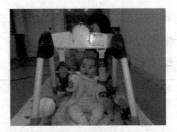

图 3.3.25　触摸拍打玩具

游戏 2——抓握玩具

【游戏目标】　训练手眼协调抓握眼前玩具、培养触摸觉。

【游戏准备】　桌子 1 张，布制、木质玩具若干。

【游戏方法】

（1）育婴师向家长介绍活动目标，按类逐一出示玩具，说出名称（图 3.3.26）。

（2）家长将婴儿抱到桌子边上坐下，逐一出示各类玩具，说出名称，玩具放在距离婴儿 2 厘米处，让婴儿伸手抓握桌上不同的玩具（图 3.3.27）。

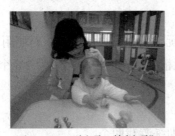

图 3.3.26　"抓呀，快抓呀"

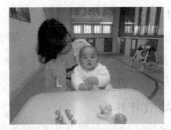

图 3.3.27　"终于抓到了一个"

实训案例7——分析10个月婴儿精细动作发展水平，设计游戏

G 宝宝，男，2012 年 6 月 20 日出生，剖腹生，正常，2013 年 4 月 19 日婴儿 10 个月，可投小球入瓶，不会按开关。根据该婴儿精细动作发展的情况，设计精细动作训练游戏。

❖ 学习目标

序　号	技能点分解	技　能　要　求
1	掌握分析婴儿精细动作发展水平的方法	对照《婴儿精细动作发展顺序及年龄》评价该婴儿精细动作的发育年龄
2	掌握根据婴儿精细动作发展水平设计精细动作训练的游戏的方法	设计适合婴儿发育水平的精细动作训练游戏两个

❖ **操作重点**

（1）掌握分析婴儿精细动作发展水平的方法。

（2）掌握根据婴儿精细动作发展水平设计精细动作训练的游戏的方法。

❖ **操作难点**

（1）把握 10 个月婴儿精细动作发展的特点。

（2）把握精细游戏的适宜年龄。

❖ **操作要领**

1. 分析

该婴儿实际月龄 10 个月，婴儿会投小球入瓶，不会按开关。对照附录二《婴儿精细动作发展顺序及年龄》评价该婴儿精细动作的发育年龄为 13.5 个月，该婴儿精细动作的发育超前。

2. 设计游戏

设计适合这个婴儿发育水平的精细动作训练游戏两个。

游戏 1——拨珠子

【游戏目标】　训练用食指拨珠的动作，感知红色。

【游戏准备】　五色拨珠器每人 1 个。

【游戏方法】

（1）育婴师向家长介绍活动目标及玩法。

（2）家长和婴儿面对面坐着，家长示范用食指拨红色的珠子（图 3.3.28）。

（3）让婴儿模仿，家长可以手把手指导婴儿用食指一个一个地拨红色的珠子（图 3.3.29）。

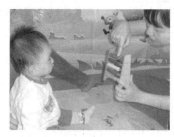
图 3.3.28　拨珠子（一）

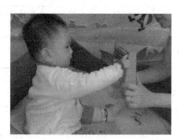
图 3.3.29　拨珠子（二）

游戏 2——压飞人

【游戏目标】　练习用食指压的动作。

【游戏准备】"打击飞人"玩具每人一个（不出示锤子）。

【游戏方法】

（1）育婴师向家长介绍活动目标及玩法。

（2）家长向婴儿示范食指压木桩小木人飞起来的动作，用手把住婴儿的食指指导压的动作（图3.3.30）。

（3）让婴儿自己用食指压（图3.3.31）。

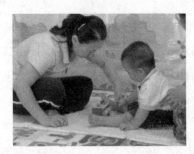 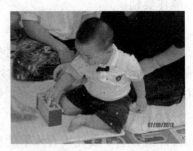

图 3.3.30　压飞人（一）　　　　　图 3.3.31　压飞人（二）

实训案例8——分析16个月幼儿精细动作发展水平，设计游戏

H宝宝，男，2012年8月26日出生，剖腹产，正常。2013年12月25日幼儿16个月，幼儿会搭积木、单手套珠，但不会逐页翻书。根据该幼儿精细动作发展的情况，设计精细动作训练游戏。

❖ 学习目标

序　号	技能点分解	技　能　要　求
1	掌握分析幼儿精细动作发展水平的方法	对照《婴儿精细动作发展顺序及年龄》评价该幼儿精细动作的发育年龄
2	掌握根据幼儿精细动作发展水平设计精细动作训练的游戏的方法	设计适合幼儿发育水平的精细动作训练游戏两个

❖ 操作重点

（1）掌握分析幼儿精细动作发展水平的方法。

（2）掌握根据幼儿精细动作发展水平设计精细动作训练的游戏的方法。

❖ 操作难点

（1）把握16个月幼儿精细动作发展的特点。

（2）把握精细游戏的适宜年龄。

❖ 操作要领

1. 分析

该幼儿实际月龄 16 个月，幼儿会搭积木、单手套珠，但不会逐页翻书。对照《婴儿精细动作发展顺序及年龄》评价该幼儿精细动作的发育年龄为 13.5 个月，该幼儿精细动作的发育中下水平。

2. 设计游戏

设计适合这个幼儿发育水平的精细动作训练游戏两个。

游戏 1——女孩穿衣二指捏

【游戏目标】　认识女孩衣服特征，学习配对，发展二指捏动作。

【游戏准备】　女孩穿衣二指捏每人 1 个。

【游戏方法】

（1）育婴师向家长介绍活动目标，出示女孩穿衣二指捏玩具，让幼儿说出"这是男孩还是女孩？你从哪里看出来的？"（图 3.3.32）

（2）示范操作，重点交代家长要让婴儿说出"女孩穿裙子"，然后帮女孩裙子和鞋子配对（图 3.3.33）。

（3）家长指导幼儿玩玩具。

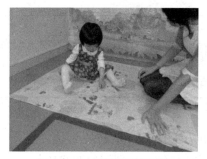

图 3.3.32　"我要穿裙子"

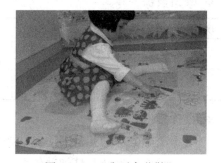

图 3.3.33　"我要穿花鞋"

游戏 2——交通工具二指捏

【游戏目标】　认识交通工具的名称及特征，学习按外形特征对应镶嵌。

【游戏准备】　交通工具二指捏玩具每人一块。

【游戏方法】

（1）育婴师向家长介绍活动目标，出示玩具，让幼儿说出交通工具的名称，

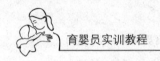

并示范对应镶嵌的方法（图3.3.34）。

（2）由家长指导幼儿玩玩具（图3.3.35）。

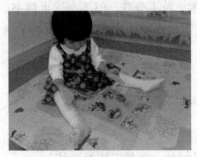
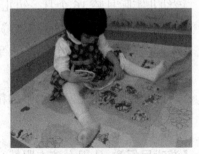

图3.3.34 "这是那种车？" 　　　　　　图3.3.35 "就是它了"

（3）收拾玩具。

实训案例9——分析34个月幼儿精细动作发展水平，设计游戏

I宝宝，男，2010年5月23日出生，剖腹产，正常。2013年3月22日幼儿34个月。会拼三片拼图，不会双手配合粗针穿珠。根据该幼儿精细动作发展的情况，设计精细动作训练游戏。

❖ **学习目标**

序　号	技能点分解	技　能　要　求
1	掌握分析幼儿精细动作发展水平的方法	对照《婴儿精细动作发展顺序及年龄》评价该幼儿精细动作的发育年龄
2	掌握根据幼儿精细动作发展水平设计精细动作训练的游戏的方法	设计适合幼儿发育水平的精细动作训练游戏两个

❖ **操作重点**

（1）掌握分析幼儿精细动作发展水平的方法。

（2）掌握根据幼儿精细动作发展水平设计精细动作训练的游戏的方法。

❖ **操作难点**

（1）把握34个月幼儿精细动作发展的特点。

（2）把握精细游戏的适宜年龄。

❖ **操作要领**

1. 分析

该幼儿实际月龄34个月，幼儿会拼三片拼图，不会双手配合粗针穿珠。对

照《婴儿精细动作发展顺序及年龄》评价该幼儿精细动作的发育年龄为 23.6 个月，该幼儿精细动作的发育水平差。

2. 设计游戏

设计适合这个幼儿发育水平的精细动作训练游戏两个。

游戏 1——儿童智力串珠

【游戏目标】　学习双手穿孔的动作，复习形状对应镶嵌。

【游戏准备】　"儿童智力串珠"玩具人手 1 个。

【游戏方法】

（1）育婴师向家长介绍活动目标；出示玩具问"这是什么"；"今天要请宝宝用这些珠子穿一串漂亮的项链"。育婴师示范。

（2）育婴师交代指导幼儿的要领：当幼儿穿的时候，家长要悄悄地用食指顶住针的尾部，防止滑落，让幼儿体验成功（图 3.3.36）。

（3）家长和幼儿一起玩。

（4）收拾玩具：让幼儿将不同形状的珠子放进对应的孔里（图 3.3.37）。

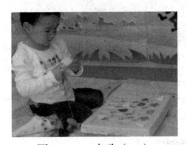 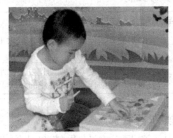

图 3.3.36　串珠（一）　　　　　　　　图 3.3.37　串珠（二）

游戏 2——四片拼图——熊猫

【游戏目标】　学习拼不规则四片拼图，进一步理解熊猫的外形特征，提高手眼协调能力。

【游戏准备】　"四片拼图——熊猫"每人 1 块

【游戏方法】

（1）育婴师向家长介绍活动目标，出示四片拼图——熊猫的拼图，让幼儿观察，说名称。

（2）以熊猫要出来玩来引导幼儿将拼图取出（图 3.3.38）。

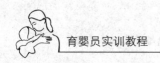
（3）以熊猫要回家了，引导幼儿开始拼图（图3.3.39）。

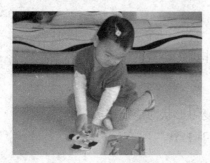
图 3.3.38　拼"熊猫"

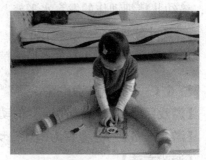
图 3.3.39　完成

实训案例10——分析36个月幼儿精细动作发展水平，设计游戏

J宝宝，男，2011年2月3日出生，早产27天，顺产。2014年2月2日幼儿36个月。不会画几何图形，画圆圈时画得很小，不敢大胆画。根据该幼儿精细动作发展的情况，设计精细动作训练游戏。

❖ **学习目标**

序　号	技能点分解	技　能　要　求
1	掌握分析幼儿精细动作发展水平的方法	对照《婴儿精细动作发展顺序及年龄》评价该幼儿精细动作的发育年龄
2	掌握根据幼儿精细动作发展水平设计精细动作训练的游戏的方法	设计适合幼儿发育水平的精细动作训练游戏两个

❖ **操作重点**

（1）掌握分析幼儿精细动作发展水平的方法。

（2）掌握根据幼儿精细动作发展水平设计精细动作训练的游戏的方法。

❖ **操作难点**

（1）把握36个月幼儿精细动作发展的特点。

（2）把握精细游戏的适宜年龄。

❖ **操作要领**

1. 分析

该幼儿实际月龄36个月，幼儿不会画几何图形，画圆圈时画得很小，不敢大胆画。对照附录二《婴儿精细动作发展顺序及年龄》评价该幼儿精细动作的发育年龄为30.6个月，该幼儿精细动作的发育中等水平。

2. 设计游戏

设计适合这个幼儿发育水平的精细动作训练游戏两个。

游戏 1——磁性脸谱拼图

【游戏目标】 复习对五官的认识，学习正确摆放五官，训练手指的控制能力。

【游戏准备】 磁性脸谱拼图玩具每人 1 份。

【游戏方法】

（1）育婴师向家长介绍活动目标。出示磁性脸谱拼图玩具，育婴师示范拼出一个脸谱，引发幼儿的兴趣（图 3.3.40）。

（2）由家长指导幼儿拼图，对幼儿拼出的不同脸谱，家长要表现出极大的兴趣（图 3.3.41）

（3）幼儿展示自己的作品（图 3.3.42）。

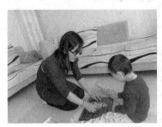 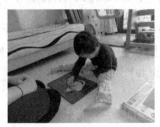 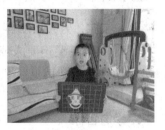

图 3.3.40 认识"五官"　　　图 3.3.41 拼"脸谱"　　　图 3.3.42 "展示一下"

游戏 2——圆形想象画

【游戏目标】 学习由圆形添画成各种物品，培养幼儿的手指控制能力和思维的想象力。

【游戏准备】 水彩笔，图画纸，圆形物品实物如手表、钟、气球、汽车轮子等。

【游戏方法】

（1）育婴师向家长介绍活动目标，逐一出示各种圆形物品，让幼儿说出名称，并说出这些东西都是什么形状的？还见过哪些东西是圆形的？

（2）提供水彩笔，图画纸，让幼儿先画出圆形（图 3.3.43），再添画成各种圆形物品（图 3.3.44）。

（3）展示幼儿的作品，让幼儿介绍画的是什么？

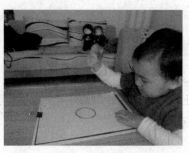

图 3.3.43　画圆

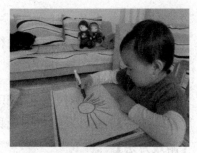

图 3.3.44　"这是太阳吗？"

实训项目二　训练婴幼儿听和说能力

实训案例1——分析10个月婴儿语言发展水平，设计游戏

A 宝宝，男，2012 年 6 月 7 日出生。剖腹产，正常。2013 年 4 月 6 日婴儿 10 个月，会用哭声要人或要东西，会发 Da，Da，Ma，Ma 音，无所指，不会用动作表示"再见"，"欢迎"。根据该婴儿语言发展的情况，设计听和说训练游戏。

❖ **学习目标**

序　号	技能点分解	技　能　要　求
1	掌握分析婴儿语言发展水平的方法	对照《婴儿语言发展顺序及年龄》评价该婴儿语言的发育年龄
2	掌握根据婴儿语言发展水平设计语言训练的游戏的方法	设计适合婴儿发育水平的语言游戏两个

❖ **操作重点**

（1）掌握分析婴儿语言发展水平的方法。

（2）掌握根据婴儿语言发展水平设计语言训练的游戏的方法。

❖ **操作难点**

（1）把握 10 个月婴儿语言发展的特点。

（2）把握语言游戏的适宜年龄。

❖ **操作要领**

1. 分析

该婴儿实际月龄 10 个月，婴儿会用哭声要人或要东西，会发 Da，Da，Ma，

Ma 音，无所指，不会用动作表示"再见""欢迎"。对照《婴儿语言发展顺序及年龄》评价该婴儿语言的发育年龄为 8.5 个月，该婴儿语言的发育中等水平。

2. 游戏设计

设计适合这个婴儿发育水平的语言训练游戏两个。

游戏 1——拉大锯

【游戏目标】 学习用动作表示词的意义。

【游戏准备】 让婴儿面对着家长坐在家长的膝盖上

【游戏方法】

（1）家长拉住婴儿的小手（图 3.3.45），边念边摇："拉大锯、扯大锯，外婆家，唱大戏，妈妈去，爸爸去，小宝宝，也要去！"念到最后一个字时将手一松，让婴儿身体向后倾斜（图 3.3.46）。

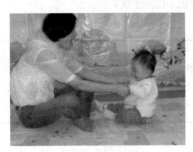
图 3.3.45 拉住小手

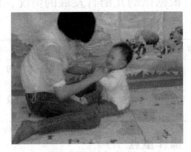
图 3.3.46 开始游戏

（2）每次都这样，到以后，念到最后一个字，婴儿自己会将身体倾斜。开始会听儿歌、做动作了。

游戏 2——小鸟飞

【游戏目标】 学习用动作表示词的意义。

【游戏准备】 让婴儿面对着家长坐在家长的膝盖上。

【游戏方法】

（1）家长拉住幼儿的小手，将幼儿的两个食指对碰离开，边做动作边念儿歌"点点飞，小鸟飞"（图 3.3.47）。

（2）反复多次，每天都进行这个游戏，到后面，幼儿只要听到这个儿歌，就会主动地做动作（图 3.3.48）。

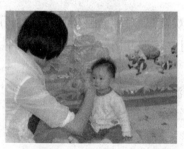
图 3.3.47 "小鸟飞"（一）

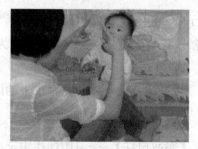
图 3.3.48 "小鸟飞"（二）

实训案例2——分析16个月幼儿语言发展水平，设计游戏

B 宝宝，男，2012 年 8 月 26 日出生，剖腹产，正常。2013 年 12 月 25 日幼儿 16 个月，幼儿会执行简单给予的命令，指出身体 3～4 部分，但不会用叠字。根据该幼儿语言发展的情况，设计听和说训练游戏。

❖ **学习目标**

序　号	技能点分解	技　能　要　求
1	掌握分析幼儿语言发展水平的方法	对照《婴儿语言发展顺序及年龄》评价该幼儿语言的发育年龄
2	掌握根据幼儿语言发展水平设计语言训练的游戏的方法	设计适合幼儿发育水平的语言游戏两个

❖ **操作重点**

（1）掌握分析幼儿语言发展水平的方法。

（2）掌握根据幼儿语言发展水平设计语言训练的游戏的方法。

❖ **操作难点**

（1）把握 16 个月幼儿语言发展的特点。

（2）把握语言游戏的适宜年龄。

❖ **操作要领**

1. 分析

该幼儿实际月龄 16 个月，幼儿会执行简单给予的命令，指出身体 3～4 部分，但不会发叠字。对照《婴儿语言发展顺序及年龄》评价该幼儿语言的发育年龄为 16.5 个月，该幼儿语言发展情况良好。

2. 设计游戏

设计适合这个婴儿发育水平的语言游戏两个。

游戏1——亲子阅读："家禽"卡片

【游戏目标】　认识家禽，模仿叫声，学用叠字，学习看卡片说名称。

【游戏准备】　公鸡、母鸡、小鸡卡片每人1套。

【游戏方法】

（1）育婴师向家长介绍活动目标，示范指导幼儿学习的方法。

（2）家长和幼儿面对面坐着，家长将卡片放在脸的左侧播放，第一次播放只说名称，第二次播放加上叫声，如"公鸡喔喔喔"反复说，注意观察幼儿的注意力，当幼儿视线开始转移的那一下更换卡片，吸引幼儿的注意，反复播放3～4次（图3.3.49）。

（3）将卡片排在幼儿面前，家长指卡片，让幼儿说名称和模仿动物叫声（图3.3.50）。

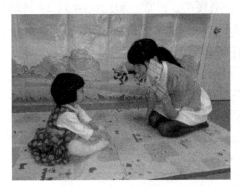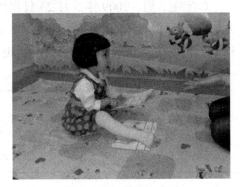

图3.3.49　"公鸡公鸡喔喔叫"　　　　图3.3.50　模仿公鸡叫

游戏2——亲子阅读："野生动物"卡片

【游戏目标】　认识野生动物，学习看卡片说名称。

【游戏准备】　老虎、狮子、豹、狼卡片每人1套。

【游戏方法】

（1）育婴师向家长介绍活动目标，示范指导幼儿学习的方法。

（2）家长和幼儿面对面坐着，家长将卡片放在脸的左侧，反复说，注意观察幼儿的注意力，当幼儿视线开始转移的那一下更换卡片，吸引幼儿的注意，反复3～4次（图3.3.51）。

（3）将卡片摆在幼儿面前，家长指卡片，让幼儿说名称（图3.3.52）。

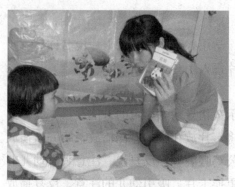
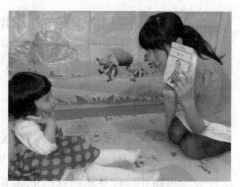

图 3.3.51 "这是熊猫"   图 3.3.52 "这是猴子"

实训案例3——分析35个月幼儿语言发展水平，设计游戏

C宝宝，男，2009 年 5 月 23 日出生，剖腹产，正常。2012 年 4 月 29 日幼儿 35 个月。幼儿会回答 "这是什么"，但不会回答 "××到哪去了"；不会区分你我。根据该幼儿语言发展的情况，设计听和说训练游戏。

❖ **学习目标**

序 号	技能点分解	技 能 要 求
1	掌握分析幼儿语言发展水平的方法	对照《婴儿语言发展顺序及年龄》评价该幼儿语言的发育年龄
2	掌握根据幼儿语言发展水平设计语言训练的游戏的方法	设计适合幼儿发育水平的语言游戏两个

❖ **操作重点**

（1）掌握分析幼儿语言发展水平的方法。

（2）掌握根据幼儿语言发展水平设计语言训练的游戏的方法。

❖ **操作难点**

（1）把握 35 个月幼儿语言发展的特点。

（2）把握语言游戏的适宜年龄。

❖ **操作要领**

1. 分析

该幼儿实际月龄 35 个月，幼儿会回答 "这是什么？"，但不会回答 "××到哪去了"；不会区分 "你" "我"。对照《婴儿语言发展顺序及年龄》评价该幼儿语言的发育年龄为 26.6 个月，该幼儿语言的发育水平较差。

2. 设计游戏

设计适合这个幼儿发育水平的语言游戏两个。

游戏1——小房子

【游戏目标】　理解儿歌内容，用动作表示儿歌，建立动作与语言的联系。体验儿歌的韵律，学会接说儿歌。

【游戏准备】　立式小黑板1块，"小房子"儿歌总图和图谱1份。

【游戏方法】

（1）育婴师向家长介绍活动目标，育婴师出示儿歌总图，问幼儿"这是什么"，引导幼儿说"小房子"，反复多遍。

（2）育婴师问幼儿，"小房子的窗户开得大不大"，让幼儿说"大窗子"，让幼儿做打开窗户的动作。（图3.3.53）。

（3）育婴师指着图问"小房子里面住着谁"，引导幼儿说"乖孩子"，让幼儿用动作表示乖孩子。（图3.3.54）。

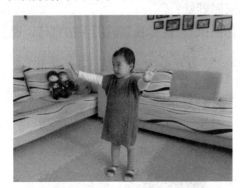 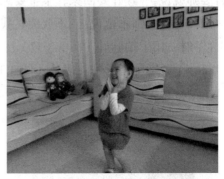

图3.3.53　"大窗子"　　　　　　图3.3.54　"乖孩子"

（4）幼儿看总图，育婴师朗读儿歌"小房子，大窗子，里面住着乖孩子"；反复多次。

（5）让幼儿把听到的说出来，如果个别句子说不出来，还可以再倾听，直至全部说出为止。

（6）育婴师打开图谱，手指着图谱念儿歌，让家长把着幼儿的手也指着图谱，一起念儿歌（图3.3.55）。

（7）育婴师和幼儿一起用动作表演儿歌（图3.3.56）。

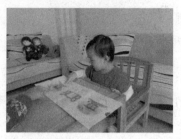
图 3.3.55 念儿歌

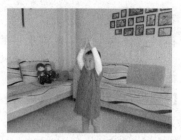
图 3.3.56 用动作表演儿歌

游戏 2——送娃娃回家

【游戏目标】 学习使用你我的代词，表达自己的愿望。

【游戏准备】 教师和幼儿面对面坐；布娃娃。

【游戏方法】

（1）育婴师出示布娃娃问幼儿："这是谁？"引导幼儿回答"这是布娃娃"。

（2）育婴师说："哇哇哇，娃娃哭了"，问幼儿怎么办？如果幼儿不会说，育婴师就说，"娃娃要回家，宝宝要怎么安慰娃娃？"

（3）育婴师示范说："不要哭，我送你回家"，说"我"时用手拍自己，说"你"时，用手拍娃娃（图 3.3.57）。

（4）育婴师指导幼儿表达（图 3.3.58）。

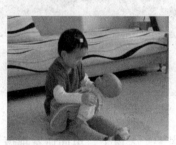
图 3.3.57 送娃娃回家（一）

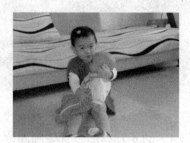
图 3.3.58 送娃娃回家（二）

实训项目三 指导婴幼儿认知活动

实训案例1——分析10个月婴儿认知发展水平，设计游戏

A 宝宝，男，2012 年 6 月 20 日出生。剖腹产，正常。2013 年 4 月 19 日婴

儿 10 个月，会找声源，近处玩具可取得，不会注意看大米花，不会寻找失落的玩具。根据该婴儿认知发展的情况，设计认知训练游戏。

❖ **学习目标**

序　号	技能点分解	技　能　要　求
1	掌握分析婴儿认知发展水平的方法	对照《婴儿认知能力发展顺序及年龄》评价该婴儿认知的发育年龄
2	掌握根据婴儿认知发展水平设计认知训练的游戏的方法	设计适合婴儿发育水平的认知游戏两个

❖ **操作重点**

（1）掌握分析婴儿认知发展水平的方法。

（2）掌握根据婴儿认知发展水平设计认知训练游戏的方法。

❖ **操作难点**

（1）把握 10 个月婴儿认知发展的特点。

（2）把握认知游戏的适宜年龄。

❖ **操作要领**

1. 分析

该婴儿实际月龄 10 个月，婴儿会找声源，近处玩具可取得，不会注意看大米花，不会寻找失落的玩具。对照附录四《婴儿认知能力发展顺序及年龄》评价该婴儿认知的发育年龄为 5.6 个月，该婴儿认知的发育水平低。

2. 设计游戏

设计适合这个婴儿发育水平的认知训练游戏两个。

游戏 1——认识物体——钟

【游戏目标】　学习认识物品，能将听到的词与看到的实物进行联系，用眼睛进行寻找。

【游戏准备】　各种形状的钟若干面。

【游戏方法】

（1）育婴师向家长介绍活动目标。

（2）育婴师出示一面钟，让婴儿观察，听钟的秒针走的声音，告诉婴儿这是钟，反复出现"钟"这个词（图 3.3.59）。

（3）育婴师逐一出示其他钟，告诉婴儿"钟"这个词。

（4）问婴儿"钟在哪里"，让婴儿用眼睛寻找（图 3.3.60）。

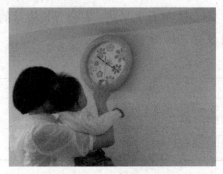
图 3.3.59 认识钟（一）

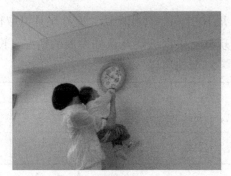
图 3.3.60 认识钟（二）

游戏2——寻找失落玩具

【游戏目标】 初步感知物体失落现象，建立寻找的意识。

【游戏准备】 带响的玩具。

【游戏方法】

（1）育婴师向家长介绍活动目标。

（2）育婴师将带响的玩具从孩子的眼前落地，发出声音，问婴儿"玩具在哪里"，引导婴儿寻找（图3.3.61）。

（3）家长鼓励婴儿找铃铛（图3.3.62）。

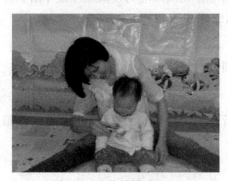
图 3.3.61 找铃铛（一）

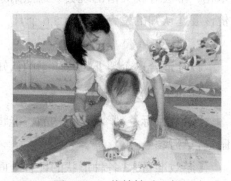
图 3.3.62 找铃铛（二）

实训案例2——分析35个月幼儿认知发展水平，设计游戏

B宝宝，男，2010年5月20日出生，剖腹产，正常。2013年4月19日幼儿35个月。幼儿会认识圆形大小，会数1～5个数，但不认识红色，不会区分1和许多。根据该幼儿认知发展的情况，设计认知训练游戏。

❖ **学习目标**

序　号	技能点分解	技　能　要　求
1	掌握分析幼儿认知发展水平的方法	对照《婴儿认知能力发展顺序及年龄》评价该幼儿认知的发育年龄
2	掌握根据幼儿认知发展水平设计认知训练的游戏的方法	设计适合幼儿发育水平的认知游戏两个

❖ **操作重点**

（1）掌握分析幼儿认知发展水平的方法。

（2）掌握根据幼儿认知发展水平设计认知训练游戏的方法。

❖ **操作难点**

（1）把握 35 个月幼儿认知发展的特点。

（2）把握认知游戏的适宜年龄。

❖ **操作要领**

1. 分析

该幼儿实际月龄 35 个月，幼儿会认识圆形大小，会数 1～5 个数，但不认识红色，不会区分 1 和许多。对照《婴儿认知能力发展顺序及年龄》评价该幼儿认知的发育年龄为 25.4 个月，该幼儿认知的发育水平较差。

2. 设计游戏

设计适合这个婴儿发育水平的认知训练游戏两个。

游戏 1——我是红色宝宝

【游戏目标】　初步认识红色，理解红色的意义。

【游戏准备】　红色的天线宝宝玩具，红色的布，红色卡片，红色的纸花，红色的球各 1 个。

【游戏方法】

（1）育婴师向家长介绍活动目标；出示会走路的红色的天线宝宝玩具，说："我是红色宝宝"，然后问幼儿"红色宝宝在哪里"，让幼儿用手指出来。

（2）逐一出示红色的物品，告诉幼儿"红色"两个字，不要出现其他词（图 3.3.63）。

（3）出示一个红色的托盘，让幼儿将红色的东西放进去，幼儿放进一个，老师就说一次"红色"的词（图 3.3.64）。

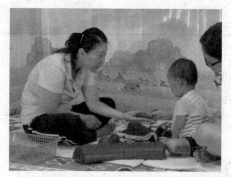

图 3.3.63　"这是'红色'"

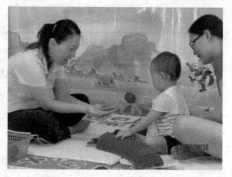

图 3.3.64　"红色球呢？"

游戏 2——拨珠数数

【游戏目标】　在操作中感知数，学习手口一致数数；复习对颜色的认知。

【游戏准备】　五色拨珠器 1 个。

【游戏方法】

（1）育婴师向家长介绍活动目标并示范玩法。

（2）出示五色拨珠器，让幼儿说出珠子的颜色（图 3.3.65）。

（3）让幼儿用右手食指拨红色的珠子，拨一下数一下（图 3.3.66）。

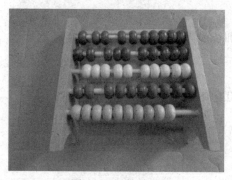

图 3.3.65　拨珠器

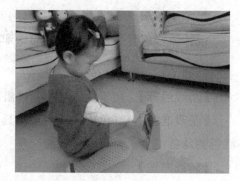

图 3.3.66　拨一下

（4）让家长指导幼儿逐一拨弄各色的珠子。

实训案例3——分析36个月幼儿认知发展水平，设计游戏

　　C 宝宝，男，2008 年 2 月 3 日出生，早产 27 天，顺产。2011 年 1 月 24 日幼儿 36 个月。认识圆形、方形、三角形，但不知道 1～5 的实际意义。根据该

幼儿认知发展的情况，设计认知训练游戏。

❖ **学习目标**

序　号	技能点分解	技 能 要 求
1	掌握分析幼儿认知发展水平的方法	对照《婴儿认知能力发展顺序及年龄》评价该幼儿认知的发育年龄
2	掌握根据幼儿认知发展水平设计认知训练的游戏的方法	设计适合幼儿发育水平的认知游戏两个

❖ **操作重点**

（1）掌握分析幼儿认知发展水平的方法。

（2）掌握根据幼儿认知发展水平设计认知训练游戏的方法。

❖ **操作难点**

（1）把握 36 个月幼儿认知发展的特点。

（2）把握认知游戏的适宜年龄。

❖ **操作要领**

1. 分析

该幼儿实际月龄 36 个月，幼儿认识圆形、方形、三角形，但不知道 1～5 的实际意义。对照《婴儿认知能力发展顺序及年龄》评价该幼儿认知的发育年龄为 34.5 个月，该幼儿认知的发育水平较好。

2. 设计游戏

设计适合这个幼儿发育水平的认知训练游戏两个。

游戏 1——点数水果

【游戏目标】 初步学习手口一致点数实物 1～5，理解数的实际意义。

【游戏准备】 苹果、梨、香蕉、草莓、西瓜水果玩具各 5 个，托盘 5 个。

【游戏方法】

（1）育婴师向家长介绍活动目标，出示水果各 1 个，让幼儿说出名称。

（2）育婴师出示一种水果 5 个，让幼儿模仿老师用右手食指从左到右点数，主要给家长正确指导幼儿的方法。

（3）给幼儿每人一种水果，在家长的指导下幼儿学习手口一致的点数（图 3.3.67）。

（4）交换水果，继续点数，可以反复交换，直至每一种水果都点过（图 3.3.68）。

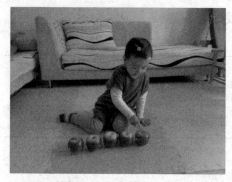

图 3.3.67　点数（一）

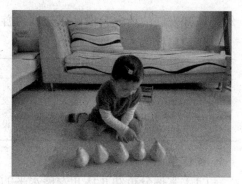

图 3.3.68　点数（二）

游戏 2——点数蔬菜

【游戏目标】　初步学习手口一致点数实物 1～8，理解数的实际意义。

【游戏准备】　马铃薯、辣椒、茄子、西红柿、洋葱蔬菜玩具各 8 个，托盘 5 个。

【游戏方法】

（1）育婴师向家长介绍活动目标，出示蔬菜各 1 个，让幼儿说出名称。

（2）育婴师出示一种蔬菜 8 个，让幼儿模仿育婴师用右手食指从左到右点数，主要给家长正确指导幼儿的方法。

（3）给幼儿每人一种蔬菜，在家长的指导下幼儿学习手口一致的点数（图 3.3.69）

（4）交换蔬菜，继续点数，可以反复交换，直至每一种蔬菜都点过（图 3.3.70）。

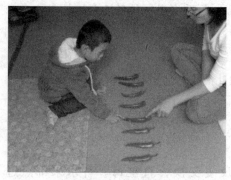

图 3.3.69　点数（三）

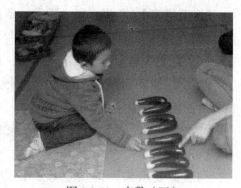

图 3.3.70　点数（四）

实训项目四　培养婴幼儿情绪情感与社会性行为

实训案例1——分析10个月婴儿社会性情感发展水平，设计游戏

A 宝宝，男，2012 年 6 月 20 日出生。剖腹产，正常。2013 年 4 月 19 日婴儿 10 个月，会与人玩，见生人躲闪，尚未表现个人对人和物的爱憎，白天室内无人不会哭。根据该婴儿社会性发展的情况，设计亲子游戏。

❖ **学习目标**

序　号	技能点分解	技 能 要 求
1	掌握分析幼儿社会性情感发展水平的方法	对照《婴儿社会行为及人格发展顺序及年龄》评价该婴儿社会性情感的发育年龄
2	掌握根据幼儿社会性情感发展水平设计社会性情感训练的游戏的方法	设计适合幼儿发育水平的社会性情感游戏两个

❖ **操作重点**

（1）掌握分析婴儿社会性情感发展水平的方法。

（2）掌握根据《婴儿社会性情感发展顺序及年龄》设计社会性情感训练游戏的方法。

❖ **操作难点**

（1）把握 10 个月婴儿社会性情感发展的特点。

（2）把握社会性情感游戏的适宜年龄。

❖ **操作要领**

1. 分析

该婴儿实际月龄 10 个月，婴儿会与人玩，见生人躲闪，尚未表现个人对人和物的爱憎，白天室内无人不会哭。对照《婴儿社会行为及人格发展顺序及年龄》评价该婴儿社会性的发育年龄为 7 个月，该婴儿社会性情感发育中等水平。

2. 设计游戏

设计适合这个婴儿发育水平的社会性情感训练游戏两个。

游戏1——换宝宝

【游戏目的】　体验让生人抱一秒钟，克服认生期恐惧心理。

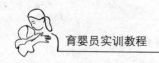

【游戏准备】 "找朋友"音乐磁带，三用机。

【游戏方法】

（1）育婴师讲解示范游戏方法。

（2）第一遍音乐开始时，家长抱婴儿去找朋友，家长握着婴儿的手帮助婴儿与另一个婴儿做"敬个礼，握握手"的动作（图3.3.71）。

（3）第二遍音乐开始时，两个家长之间将婴儿互换，家长握着婴儿的手帮助婴儿与另一个婴儿做"敬个礼，握握手"的动作。最后一句"你是我的好朋友"时，家长再将婴儿换回来（图3.3.72）。

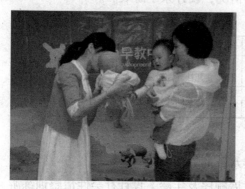

图 3.3.71　换婴儿（一）

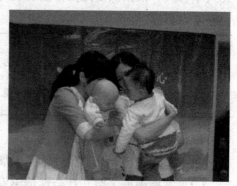

图 3.3.72　换婴儿（二）

（4）游戏可以反复进行。

游戏 2——彩带跳舞

【游戏目的】 训练手臂动作的灵活性，体验挥舞手臂的乐趣。

【游戏准备】 用皱纹纸做成的 20 厘米长、带牛筋环彩带人手 1 条，"蝴蝶"歌曲磁带。

【游戏方法】

（1）育婴师示范方法。

（2）家长一边挥舞彩带，一边说"彩带跳舞了，真漂亮"激发婴儿进行游戏的欲望（图 3.3.73）。

（3）播放音乐，把彩带给婴儿套在手腕上，让婴儿自由挥舞，感知彩带的飘动与自己动作的关系（图 3.3.74）。

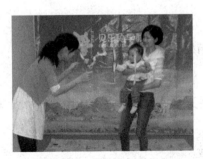

图 3.3.73　彩带跳舞（一）

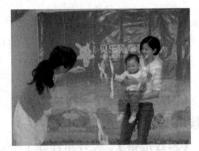

图 3.3.74　彩带跳舞（二）

实训案例2——分析35个月幼儿社会性情感发展水平，设计游戏

B 宝宝，男，2010 年 5 月 23 日出生，剖腹产，正常。2013 年 4 月 29 日幼儿 35 个月。幼儿开始知道热爱他人（除母亲外），开始懂得理解好行为、坏行为，但不会主动和成人打招呼。根据该幼儿社会性情感发展的情况，设计社会性交往游戏。

❖ **学习目标**

序 号	技 能 点 分 解	技 能 要 求
1	掌握分析幼儿社会性情感发展水平的方法	对照《婴儿社会行为及人格发展顺序及年龄》评价该幼儿社会性情感的发育年龄
2	掌握根据幼儿社会性情感发展水平设计社会性情感训练的游戏的方法	设计适合幼儿发育水平的社会性情感游戏两个

❖ **操作重点**

（1）掌握分析幼儿社会性情感发展水平的方法。

（2）掌握根据幼儿社会性情感发展水平设计社会性情感训练游戏的方法。

❖ **操作难点**

（1）把握 35 个月幼儿社会性情感发展的特点。

（2）把握社会性情感游戏的适宜年龄。

❖ **操作要领**

1. 分析

该幼儿实际月龄 35 月，幼儿开始知道热爱除母亲以外的他人，开始懂得理解好行为、坏行为，但不会主动和成人打招呼。对照附录五《婴儿社会行为及人格发展顺序及年龄》评价该幼儿社会性的发育年龄为 25.1 个月，该幼儿社会性的发育水平较低。

2. 设计游戏

设计适合这个幼儿发育水平的社会性情感训练游戏两个。

游戏 1——娃娃你好

【游戏目标】 学习接纳新伙伴，初步学习与人交往，学习使用"你好"的问候语。

【游戏准备】 大号布娃娃 1 个；配助教。

【游戏方法】

（1）育婴师向家长介绍活动目标。

（2）育婴师出示一个布娃娃，说"布娃娃要和宝宝交朋友，布娃娃说'宝宝你好！'宝宝要说'娃娃你好'"；育婴师和幼儿练习说"娃娃你好！"；育婴师让幼儿和娃娃握握手（图 3.3.75）。

（3）育婴师抱娃娃，扮演娃娃的角色说"宝宝你好"；育婴师在幼儿背后鼓励幼儿说"娃娃你好"并和娃娃握握手，反复多次（图 3.3.76）。

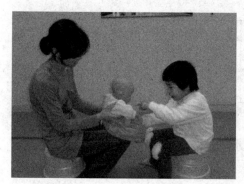 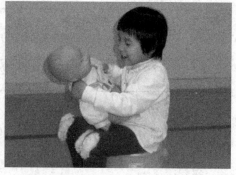

图 3.3.75 "宝宝你好"　　　　　　　　图 3.3.76 "娃娃你好"

游戏 2——揪尾巴

【游戏目标】 学习与成人合作游戏，体验游戏的快乐。

【游戏准备】 红色丝巾每人 1 条。

【游戏方法】

（1）育婴师出示红色丝巾，把丝巾塞在幼儿的裤腰上，示范两人互相追逐，想办法揪住对方的尾巴。

（2）让幼儿玩揪尾巴游戏（图 3.3.77、图 3.3.78）。

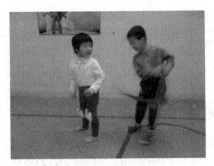

图 3.3.77　揪尾巴（一）

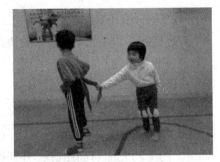

图 3.3.78　揪尾巴（二）

实训案例3——分析36个月幼儿社会性情感发展水平，设计游戏

C宝宝，男，2008年2月3日出生，早产27天，顺产。2011年1月24日幼儿36个月。会用行动帮助小朋友，但还不会与小朋友一起玩。根据该幼儿社会性情感发展的情况，设计社会性交往游戏。

❖ **学习目标**

序 号	技能点分解	技 能 要 求
1	掌握分析幼儿社会性情感发展水平的方法	对照《婴儿社会行为及人格发展顺序及年龄》评价该幼儿社会性情感的发育年龄
2	掌握根据幼儿社会性情感发展水平设计社会性情感训练的游戏的方法	设计适合幼儿发育水平的社会性情感游戏两个

❖ **操作重点**

（1）掌握分析幼儿社会性情感发展水平的方法。

（2）掌握根据幼儿社会性情感发展水平设计社会性情感训练游戏的方法。

❖ **操作难点**

（1）把握36个月幼儿社会性情感发展的特点。

（2）把握社会性情感游戏的适宜年龄。

❖ **操作要领**

1. 分析

该幼儿实际月龄36个月，幼儿会用行动帮助小朋友，但还不会与小朋友一起玩。对照《婴幼儿社会行为及人格发展顺序及年龄》评价该幼儿社会性的发育年龄为31.5个月，该幼儿社会性的发育水平中等。

2. 设计游戏

设计适合这个幼儿发育水平的社会性情感训练游戏两个。

游戏 1——滚小球

【游戏目标】 感受与人合作的快乐与成功，体验物体摆动的感觉。

【游戏准备】 每位幼儿大毛巾 1 条、红、黄、蓝、绿塑料小球各 1 个。

【游戏方法】

（1）育婴师向家长介绍活动目标，并给家长和幼儿做出示范动作。

（2）学习儿歌："小皮球，真淘气，滚到东，滚到西"。

（3）两个幼儿面对面站好，分别抓住大毛巾的两个角，育婴师把小球放在大毛巾上（图 3.3.79）。

（4）边念儿歌边摇动大毛巾，使球滚动。让幼儿挑换不同颜色的球滚动（图 3.3.80）。

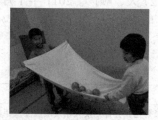
图 3.3.79 滚小球（一）

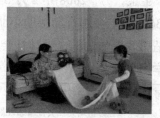
图 3.3.80 滚小球（二）

游戏 2——碰碰操

【游戏目标】 认识身体的各个部位，通过与同伴的身体接触，培养愉快情绪。

【游戏准备】 节奏明快的音乐磁带。

【游戏方法】

（1）教师向家长介绍活动目标及玩法。

（2）音乐起，两个幼儿一起扭动身体，老师念儿歌，"小宝宝，快快来，快来和我做体操，小手小手碰碰，肩膀肩膀碰碰，屁股屁股碰碰，膝盖膝盖碰碰"。两个幼儿随儿歌内容做相应动作（图 3.3.81、图 3.3.82）。

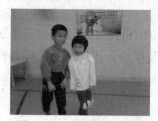
图 3.3.81 碰碰操（一）

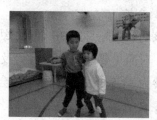
图 3.3.82 碰碰操（二）

本模块测试评价

❖ 实训指导教师对学员的综合评价表

评价项目	评价内容	评价结果	备　注
学习能力	技能训练的完成	好□　中□　差□	
	模块中相关知识的应用	好□　中□　差□	
	分析问题、解决问题的能力	好□　中□　差□	
学习态度	态度认真与否	好□　中□　差□	
	完成技能训练的主动性	好□　中□　差□	
对模块内容的掌握	掌握模块的基本技能要求	好□　中□　差□	
	重点、难点的掌握	好□　中□　差□	
	模块的综合完成情况	好□　中□　差□	
其他	遵守劳动纪律	好□　中□　差□	
	遵守操作规程	好□　中□　差□	
总评			

实训指导教师签字：　　　　　　　　　　　　　年　月　日

❖ 学员自评评价表

1. 通过本模块的学习，是否达到了您预期的学习目标？

　　□ 完全达到　　　　□ 达到　　　　□ 基本达到　　　　□ 没有达到

2. 本模块学习内容通过自学是否能够掌握？

　　□ 掌握很好　　　　□ 掌握　　　　□ 基本掌握　　　　□ 未掌握

3. 通过学习本模块内容，您是否能够独立完成技能训练？

　　□ 能独立完成　　　　□ 基本能独立完成　　　　□ 不能独立完成

4. 本模块中的重点、难点选择是否准确？

　　□ 非常准确　　　　□ 准确　　　　□ 基本准确　　　　□ 不准确

5. 本模块中的重点、难点您是否掌握？

　　□ 掌握很好　　　　□ 掌握　　　　□ 基本掌握　　　　□ 未掌握

实训模块四 指导与培训

实训项目编号	实训项目名称	技 能 要 求
实训项目一	分析家长教养中存在问题并提出指导意见	从婴幼儿发育水平和特殊行为来分析宝宝的基本情况,并分析家长的教养态度和方法,针对问题提出合理化建议
实训项目二	根据家长的特点和情况编制培训计划	按培训计划的编制要求制订一份特订内容培训班的培训计划
实训项目三	根据初级、中级育婴员的特点和情况编制培训计划	按培训计划的编制要求制订一份特订级别育婴员培训班的培训计划

实训项目一 分析家长教养中存在问题并提出指导意见

实训案例1——对26个月幼儿个案分析和指导

A 宝宝,男,2009 年 6 月 2 日出生,由母亲专职照料,母亲忙于做家务,照顾孩子的生活起居,幼儿从小没有经历爬行,常独自玩耍,每天看电视 3 小时,会说简单的本地话,自言自语,不会说普通话,叫他不会理睬,不听指令,脾气暴躁。母亲认为幼儿耳朵听力有问题,到儿童医院住院治疗但没有效果,仍然不理人。2011 年 8 月 15 日幼儿 26 个月到早教中心进行发育商测试,幼儿粗大动作 22 个月,不会跳;精细动作 23 个月,不会画圆,不会模仿动作,不会听指令;自理 14 个月,不会独立吃饭。平均智龄 14.25 个月,发育商 54 分。请对这个案例进行分析并提出指导意见。

❖ 学习目标

序 号	技能点分解	技 能 要 求
1	分析幼儿的基本情况	掌握对幼儿基本情况进行分析的方法
2	分析造成问题的教养原因	掌握分析造成问题的教养原因的方法
3	能针问题提出合理建议	能针对家庭的教养问题提出合理建议

❖ 操作重点

(1)掌握对幼儿的基本情况进行分析的方法。

(2)掌握分析造成问题的教养原因的方法。

❖ **操作难点**

能针对家庭的教养问题提出合理建议。

❖ **操作要领**

1. 分析

该幼儿粗大动作、精细动作中等水平；语言、认知、社会性行为、自理能力发育滞后；幼儿不与人交往、不听指令、自言自语、叫他不会回应，有孤独症的特征。分析原因：主要是母亲的教养方式是属于忽视型的，只关心孩子的生活起居，忽视了与孩子的语言交流、情感交流；而且没有对孩子进行全面的教育刺激，让孩子独自看电视，使孩子失去学习与人交流的机会。

2. 建议

关掉电视机，和孩子一起玩玩具、逗乐、做游戏；同时到早教中心接受有针对性的训练。

实训案例2——对21个月幼儿个案分析和指导

B宝宝，女，2008年11月6日出生，剖腹产，正常。由老人照料，4个月开始看电视，每天2~3小时；1岁以后每天看4~5小时，内容是碟片动画片、音乐舞蹈等。2010年7月25日幼儿21个月，到早教中心测试：粗大动作19个月，跑步动作不够协调，不会踮脚尖走；精细动作15个月，套圈动作手眼不协调，积木垒高3块；语言12个月，会模仿动物叫声，但反应慢；认知7.5个月，不会指认五官；行为9个月，不会听指令；自理10个月，不会蹬掉鞋，不会拿勺。平均智龄12个月，发育商57.53分。幼儿对人的语言不敏感，叫名字不理睬，自言自语，发音不清晰，说碟片里听到的音，常自娱自乐，有孤独症倾向。请对这个案例进行分析并提出指导意见。

❖ **学习目标**

序　号	技能点分解	技 能 要 求
1	分析幼儿的基本情况	掌握对幼儿的基本情况进行分析的方法
2	分析造成问题的教养原因	掌握分析造成问题的教养原因的方法
3	能针对问题提出合理建议	能针对家庭的教养问题提出合理建议

❖ **操作重点**

（1）掌握对幼儿基本情况进行分析的方法。

（2）掌握分析造成问题的教养原因的方法。

❖ **操作难点**

能针对家庭的教养问题提出合理建议。

❖ **操作要领**

1. 分析

该幼儿各领域发育迟缓，有孤独症行为。究其原因，主要是家长用电视机代替自己与幼儿互动，电视机只是单向的输出，没有交流的机会，幼儿不能理解电视的内容，只是模仿听不懂的声音，造成幼儿的大脑发育障碍。

2. 建议

马上停止看电视，带该幼儿到大自然中玩耍，和其他孩子进行面对面的交流，到早教中心进行孤独症矫治训练和智能提升训练。

实训案例3——对27个月幼儿个案分析和指导

C宝宝，男，2009年9月1日出生，足月，顺产，出生时正常。2个月开始每天看电视2～3小时，电视环境一天到晚，没有爬过，由母亲照料到8个月，之后由老人喂养，喂饭时由老人咀嚼后喂给孩子，现在还是这样。幼儿会流口水，不会咀嚼，爷爷打牌，奶奶煮饭、做家务，幼儿看电视、自己玩。幼儿脾气急躁，不听指令，与家长配合不好，只会说"爷爷""奶奶""拉拉"等叠音，其他不会说，注意力不集中，爱哭，喜怒无常。幼儿嘴不会闭，流口水。到陌生环境紧张，不肯进教室。请对这个案例进行分析并提出指导意见。

❖ **学习目标**

序　号	技能点分解	技 能 要 求
1	分析幼儿的基本情况	掌握对幼儿的基本情况进行分析的方法
2	分析造成问题的教养原因	掌握分析造成问题的教养原因的方法
3	能针问题提出合理建议	能针对家庭的教养问题提出合理建议

❖ **操作重点**

（1）掌握对幼儿的基本情况进行分析的方法。

（2）掌握分析造成问题的教养原因的方法。

❖ **操作难点**

能针对家庭的教养问题提出合理建议。

❖ 操作要领

1. 分析

家长除了让幼儿看电视外，没有其他活动刺激，对幼儿的照料过于精细，保护过度，亲子关系没有建立起来。

2. 建议

让幼儿自己吃饭，训练咀嚼，加强运动，多到户外奔跑、游戏，与同龄孩子接触，同时参加早教中心的学习。

实训项目二　根据家长的特点和情况编制培训计划

实训案例1——制订"家庭意外伤害急救措施"培训计划

根据家庭中婴幼儿的意外伤害频频发生，家长的应急处理知识不足，决定办一期"家庭意外伤害急救措施"培训班。请制订一份培训计划。

❖ 学习目标

序　号	技能点分解	技　能　要　求
1	掌握制订培训计划的项目内容	1. 培训时间。 2. 培训地点。 3. 培训内容。 4. 培训目标。 5. 评估。 6. 结业
2	掌握制订"家庭意外伤害急救措施"培训班培训计划的方法	能围绕"家庭意外伤害急救措施"这个主题制订培训计划

❖ 操作重点

掌握制订培训计划的项目内容。

❖ 操作难点

掌握制订"家庭意外伤害急救措施"培训班培训计划的方法。

❖ 项目范例

"家庭意外伤害急救措施培训班"培训计划

培训时间：××××年5月每周六上午9：00—11：00。

培训地点："贝乐兔"早教中心感统训练室。

培训内容：

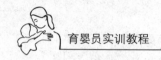

误服药物的急救措施；

触电的急救措施；

气管异物急救措施；

烫伤的急救措施。

培训目标：让受训者了解家庭常见意外伤害的急救措施的常识，掌握急救的实际操作。

培训方法：操作示范法。

培训评估：采取实操法进行评估。

实训案例2——制订"婆媳共育健康宝宝"培训计划

根据对独生子女的教育，家庭内部的意见不一致，而引发的婆媳意见不统一，导致家庭教育障碍的情况，拟举办一期"婆媳共育健康宝宝"培训班，请制订一份培训计划。

❖ 学习目标

序　号	技能点分解	技　能　要　求
1	掌握制订培训计划的项目内容	1. 培训时间。 2. 培训地点。 3. 培训内容。 4. 培训目标。 5. 评估。 6. 结业
2	掌握制订"婆媳共育健康宝宝"培训班培训计划的方法	能围绕"婆媳共育健康宝宝"这个主题制订培训计划

❖ 操作重点

掌握制订培训计划的项目内容。

❖ 操作难点

掌握制订"婆媳共育健康宝宝"培训班培训计划的方法。

❖ 项目范例

"婆媳共育健康宝宝"培训班计划。

培训时间：×××年6月每周六上午9：00—11：00。

培训地点："贝乐兔"早教中心感统训练室。

培训内容：

幼儿自理能力的培养与良好个性培养的关系；

指导幼儿自己吃饭、洗手、如厕的方法；

妈妈与奶奶之间沟通的方法；

指导开展亲子游戏。

培训目标：让受训者了解幼儿自理能力的培养与良好个性培养的关系，掌握及指导幼儿自己吃饭、洗手、如厕的方法，学习婆媳之间沟通的方法和亲子游戏的方法。

培训方法：课堂演讲法、操作示范法、职位扮演法。

培训评估：采取抢答竞赛和实操法进行评估。

实训项目三　根据初级、中级育婴员的特点和情况编制培训计划

实训案例1——制订"育婴员新手培训班"培训计划

新上岗的育婴员，虽然经过岗前培训，但缺乏实际经验，尤其在跟婴幼儿的沟通方面比较欠缺。根据这种情况，拟举办一期"育婴员新手培训班"，请拟订一份培训计划。

❖ **学习目标**

序　号	技能点分解	技　能　要　求
1	掌握制订培训计划的项目内容	1. 培训时间。 2. 培训地点。 3. 培训内容。 4. 培训目标。 5. 评估。 6. 结业
2	掌握制订"育婴员新手培训班"培训计划的方法	能围绕"育婴员新手培训班"这个主题制订培训计划

❖ **操作重点**

掌握制订培训计划的项目内容。

❖ **操作难点**

掌握制订"育婴员新手培训班"培训计划的方法。

❖ **项目范例**

"育婴员新手培训班"计划。

培训时间：×××>年7月1日至7月5日每天上午9：00—11：00。

培训地点：贝乐兔早教中心感统训练室。

培训内容：

育婴员与幼儿沟通的技巧；

育婴员演示操作玩具的方法；

育婴员组织幼儿律动的方法；

育婴员指导幼儿阅读的方法。

培训目标：让受训者掌握组织婴幼儿活动的具体方法，将理论和实践相结合，提高育婴员的实际工作能力。

培训方法：课堂演讲法、操作示范法。

培训评估：采取笔试和实操法进行评估。

实训案例2——制订"宝宝不配合感统训练，教师有哪些招数？"培训计划

最近发现一些感统失调的孩子刚开始训练时很不配合，不愿意参加训练，甚至哭闹得很厉害，教师在进行训练中感到困难，有的家长心疼孩子哭闹，放弃训练，不来了。针对这种情况，拟进行"宝宝不配合感统训练，教师有哪些招数？"的培训，请拟订一份培训计划。

❖ **学习目标**

序　号	技能点分解	技　能　要　求
1	掌握制订培训计划的项目内容	1. 培训时间。 2. 培训地点。 3. 培训内容。 4. 培训目标。 5. 评估。 6. 结业
2	掌握制订"宝宝不配合感统训练，教师有哪些招数？"培训计划的方法	能围绕"宝宝不配合感统训练，教师有哪些招数？"这个主题制订培训计划

❖ **操作重点**

掌握制订培训计划的项目内容。

❖ **操作难点**

掌握制订"宝宝不配合感统训练，教师有哪些招数？"培训计划的方法。

❖ **项目范例**

"宝宝不配合感统训练，教师有哪些招数？"培训计划。

培训时间：××××年7月6日上午9：00—11：00。

培训地点："贝乐兔"早教中心感统训练室。

培训内容：

分析产生问题的原因；

讨论对策：

实施策略，验证效果；

归纳小结。

培训目标：让受训者集思广益，共享集体的经验与意见，有助于他们将受训的收益在未来实际业务工作中思考与应用，建立一个有系统的思考模式。

培训方法：案例研讨法、实操验证法。

培训评估：书写学习体会进行评估。

本模块测试评价

❖ **实训指导教师对学员的综合评价表**

评价项目	评价内容	评价结果	备 注
学习能力	技能训练的完成	好□ 中□ 差□	
	模块中相关知识的应用	好□ 中□ 差□	
	分析问题、解决问题的能力	好□ 中□ 差□	
学习态度	态度认真与否	好□ 中□ 差□	
	完成技能训练的主动性	好□ 中□ 差□	
对模块内容的掌握	掌握模块的基本技能要求	好□ 中□ 差□	
	重点、难点的掌握	好□ 中□ 差□	
	模块的综合完成情况	好□ 中□ 差□	
其他	遵守劳动纪律	好□ 中□ 差□	
	遵守操作规程	好□ 中□ 差□	
总评	实训指导教师签字： 年 月 日		

❖ **学员自评评价表**

1. 通过本模块的学习，是否达到了您预期的学习目标？

□ 完全达到　　　□ 达到　　　□ 基本达到　　　□ 没有达到

2. 本模块学习内容通过自学是否能够掌握？

□ 掌握很好　　　□ 掌握　　　□ 基本掌握　　　□ 未掌握

3. 通过学习本模块内容，您是否能够独立完成技能训练？

□ 能独立完成　　　□ 基本能独立完成　　　□ 不能独立完成

4. 本模块中的重点、难点选择是否准确？

□ 非常准确　　　□ 准确　　　□ 基本准确　　　□ 不准确

5. 本模块中的重点、难点您是否掌握？

□ 掌握很好　　　□ 掌握　　　□ 基本掌握　　　□ 未掌握

附录　参考资料

附录一　婴儿大动作发展顺序及年龄

大动作发展项目	开始年龄（个月）	常模年龄（个月）	发展较晚年龄（个月）
俯卧时抬头看东西	0	1.8	4
俯卧时抬头 45°	1	2.7	7
俯卧时抬头 90°	1	3.7	6
独坐时头不滞后	2	4.5	6
独坐时头前倾	2	4.5	6
扶双手站腿支持一点重量	2	4.8	6
翻身	2	5.5	7
俯卧前臂支撑	2	5.6	7
扶腋下站腿一蹬一蹬	3	6.6	8
在小车内坐着玩玩具	4	6.7	9
独坐	5	7.0	8
俯卧着打转	3	7.5	10
爬	5	9	12
自己控制站起来	7	9	12
独站片刻	5	9.8	11
从站位到坐位	6	10	12
扶双手可以迈步	6	10.7	12
扶栏可以走来走去	7	10.9	14
扶一手可以走	9	11.8	14
独站	8	11.9	14
独走几步较稳	11	14.8	16
不扶东西可自己蹲下	12	15	18
独自走路	12	15	16
独自走路	14	17.33	19

（续）

大动作发展项目	开始年龄（个月）	常模年龄（个月）	发展较晚年龄（个月）
扶栏上楼一阶一阶	13	17.5	19
会抱着玩具走	13	18.2	26
会踢球无方向	13	18.8	22
跑几步稳	14	19.3	20
不扶栏上台阶 1～2 级	16	19.5	20
会自己上下床	11	20.5	22
踢球较准	16	21.5	23
跑 5～6 米	16	21.5	23
有意试跳但脚不离地	16	24	28
不扶独自上楼 2～3 级	21	26	28
独脚站 1～2 秒	20	26.7	30
会双脚跳离地面	21	26.8	30
模仿做两三个动作	21	27.6	31
双脚跳远	18	28.1	31
会独立不扶下楼 2～3 阶	22	28.5	30
独脚站 5～10 秒	21	29	32
开始走 1～2 步即倒入怀里	10	13.3	14

注：表内常模年龄为85%的孩子达到某个项目的年龄。开始年龄为最初达到某个项目的年龄。发展较晚年龄为最晚达到某个项目的年龄（摘自大连妇女联合会组织编写的《呵护你的小贝贝》）。

附录二　婴儿精细动作发展顺序及年龄

精细动作项目	开始年龄（个月）	常模年龄（个月）	发展较晚年龄（个月）
手中玩具一会儿即掉	0	1.5	3
乱敲打手中玩具	1	2.7	4
抓自己衣服、被角不放	1	2.8	4
明确注视手中玩具	2	4.5	6
大把抓玩具	3	6.9	8
会用手空挠桌面	3	7.5	8
用手弄倒桌面上的东西	4	7.5	9
可把大米花抓到手	4	7.5	8
给纸爱撕	4	8	11
拇指他指握	5	8.5	11
拇指食指抓握	6	9	11
有意将玩具放手	5	10.3	
小丸放入瓶中	9	13.5	15
翻书5～6页	11	15.5	16
用手掌握笔乱画	11	16.8	19
有握笔姿势但不准确	16	18.8	22
翻书一次2～3页	16	19	22
用玻璃丝穿扣洞，但不会玩	16	21.5	24
会折纸2～3折	16	22.8	24
手握笔正确	16	23.6	24
会一手端碗吃饭	21	24.6	26
用玻璃丝穿扣洞，会玩	21	24.6	26
用积木搭桥	21	24.8	27
会一页一页翻书	18	24.8	26
折纸有边角	21	30.6	33
会在水龙头下自己洗手、冲手	21	30.7	33

附录三　婴儿语言发展顺序及年龄

语言发展项目	开始年龄（个月）	常模年龄（个月）	发展较晚年龄（个月）
会发 a，u，e，o 等音	0	1.5	2
笑出声	2	2.5	6
主动对人笑	1	2.5	5
逗时会回声应答	1	3	5
哭时开始有顾虑、急躁情绪	2	3.9	6
主动对玩具笑	2	4	6
会尖叫	2	4	7
会用哭声要人或要东西	2	4.5	6
会发 da，da，ma，ma 音，无所指	5	8.5	11
用动作表示"再见""欢迎"	4	8.9	12
懂得"不要这样"的含义	4	10	11
会发 ba，ga 等音	5	10.9	14
会模仿成人发音	7	11.5	14
向他要东西知道给	7	13	15
叫妈妈有所指	8	13.9	15
叫爸爸有所指	7	14.5	16
除爸妈外，会叫其他亲人 2 人	8	14.6	18
除亲人称呼外，还会 1～2 个字	9	14.9	16
会说"我不要"	12	15.9	18
知亲近人名字 2 人	11	16	18
知同伴名字 2 人	11	16	18
执行简单给予的命令	12	16	18
指出身体 3～4 部分	11	16.5	19
会用叠字 3 个	11	16.9	21
会说 1 个词的句子	12	18.9	20
开始辨别声音	12	19.1	21
会讲 10 个词	13	19.1	21
懂得上面、下面	14	19.1	21
能叫自己名字	15	19.9	23

（续）

语言发展项目	开始年龄（个月）	常模年龄（个月）	发展较晚年龄（个月）
懂得 3 个提问	18	21.1	25
会回答"这是什么？"	18	22.6	25
说 3～5 个词的句子	18	22.5	26
会说父母名字	18	23.5	29
会用词回答"××到哪去了？"	19	24.1	26
会用词回答"谁来了？"	19	24.6	28
会说出常用 4 件东西的名称	18	25.1	28
会说 3～4 句儿歌	18	25.5	28
会用代名词"我"	18	25.1	27
会用代名词"他"	18	26.1	28
会用代名词"你"	18	26.4	28
会回答"这是什么？"	20	26.6	28
会回答"××到哪去了？"	19	27.5	29
会回答"那是谁？"	20	28.1	30
会 4 首以上儿歌	19	29	32
用完整句子表示一件事	20	29.5	35
知道反义词 3 个	27	29.5	35
会用连接词"和、跟"	23	29.9	32
理解饿了、冷了、累了	27	30.5	34
会问与答简单生活问题	20	31.1	36
会用形容词 2 个、副词 2 个	20	29.9	35

附录四 婴儿认知能力发展顺序及年龄

适应能力项目	开始年龄（个月）	常模年龄（个月）	发展较晚年龄（个月）
眼睛追踪物体至中线	0	1.5	3
眼睛追踪物体 180	1	2.2	4
立刻注意到大玩具	1	3	4
玩具送到口中	3	5.6	7
找声源	3	5.6	9
近处玩具可取得	4	5.6	7
注意看大米花	3	5.9	7
玩具失落会用眼睛找	3	6.6	7
两手拿两个玩具	4	6.9	8
手中玩具会换手	4	7	8
手中玩具会对敲	6	8.5	10
接过玩具常扔掉	5	9.5	12
会反复摆弄玩具	6	9.5	12
开始不再把玩具送口中	4	10.9	12
会从瓶中倒出小丸	11	14.5	15
会搭 2 块积木	11	14.9	19
自发乱画	12	15.6	19
动作模仿笨拙	12	17.1	19
玩具可玩 10 分钟	11	17.5	18
能记住一天内的事	12	18.1	21
有意听讲故事，但不懂内容	12	18.6	20
模仿动作像	12	18.1	20
注意力可集中 5 分钟	16	20.5	22
对室内变化有觉察	16	21	22
会搭 7~8 层塔	16	21.5	22
看过图一周仍记得	16	22.6	25
爱听故事，简单情节能答	16	22.9	25
注意玩具等的细小变化	16	23.6	24
对自己作的画加以解释	20	24	28
认识圆形大小	18	24.5	28

（续）

适应能力项目	开始年龄（个月）	常模年龄（个月）	发展较晚年龄（个月）
集中注意可达 15 分钟	20	24.6	27
会数 1～5 个数	19	25.4	27
认识红色	19	26.4	28
知道 1 和许多的区别	20	26.5	28
听故事一周后能记住并复述其中情节	21	26.8	30
除红色外，认识 1～2 种颜色	22	30.4	35
记住半个月前的事	27	32.5	35
可系统复述故事主要情节	25	32.5	36
会进行"这……就"等的简单推理	22	32.6	35
开始有想象的表现	29	33.6	35
知道长短前后	28	33.6	35
自己会翻小人书并简单解释	29	33.9	35
认识圆形、方形、三角形	24	34.5	35
知道 1～5 的实际意义	31	35.4	36
能记住 3 天前的事	14	19.1	20

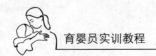

附录五　婴儿社会行为及人格发展顺序及年龄

发展项目	开始年龄（个月）	常模年龄（个月）	发展较晚年龄（个月）
逗引时有反应	1	3	5
会用手互相触摸	1	3.5	5
见人张望全身活跃	1	3.5	5
白天醒的时候手连续地动	2	4.5	
见食物表现出兴奋模样	4	5	7
喝牛奶或水把着瓶	5	6.4	9
叫名字转头找	3	6	9
会与人玩	4	7	9
见生人躲闪、哭喊、乱蹬	4	7	9
开始表现个人对人和物的爱憎	4	7.5	9
白天室内无人会哭	5	7.5	9
自喂饼干	8	8.5	16
穿衣知道配合	11	14	18.9
会与成人玩球	11	15.5	18
主动把玩具给人（放手）	11	15.5	19
会按成人表情行事	11	16	18
对想要的东西会手指或发音	12	15	19
用手绢擦鼻涕	12	16.5	18
会模仿抹桌子、扫地	12	16.9	20
白天知道小便或说蹲盆	13	17.5	20
吃完东西会托出空盘	13	19.5	22
会用勺吃东西不太洒	17	20	22
开始表示个人需要	17	20	22
对成人演示下次再见等	17	21.5	24
开始有得意、撒娇的情绪	19	23.5	26
自己会脱帽子	19	24	27
开始知道热爱他人（除妈外）	19	24.5	27
开始懂得理解好行为、坏行为	19	25.1	27
主动和成人打招呼	19	27.5	31
会穿上衣	19	28	30

（续）

发展项目	开始年龄（个月）	常模年龄（个月）	发展较晚年龄（个月）
会解衣服扣子	20	29	30
知道爱干净好	22	29.6	31
会帮助收拾碗筷、玩具	23	30.6	33
会用行动帮助小朋友	24	31.5	34
开始和小朋友一起玩	27	32	34
能自己吃饭，穿衣袜，鞋，大小便	27	32.1	34
能按生活上要求的卫生习惯做	27	33	34
会扣扣子	24	33	34
开始有妒忌、看不起人、霸道、愤怒等情绪	30	33.5	36

参 考 文 献

朱达琍，2006. 母婴护理[M]. 北京：人民卫生出版社.

梁伍今，2009. 儿科护理学[M]. 北京：人民卫生出版社.

李小寒，尚少梅，2008. 基础护理学[M]. 北京：人民卫生出版社.

兰贯虹，2013. 育婴员 [M].2 版. 北京：海洋出版社.